Sou Disléxico...
e Daí?

Hélio Magri Filho

Sou Disléxico... e Daí?

História e ensinamentos de um disléxico muito feliz

M.Books do Brasil Editora Ltda.

Rua Jorge Americano, 61 - Alto da Lapa
05083-130 - São Paulo - SP - Telefones: (11) 3645-0409/(11) 3645-0410
Fax: (11) 3832-0335 - e-mail: vendas@mbooks.com.br
www.mbooks.com.br

Dados de Catalogação na Publicação

Magri Filho, Hélio.
Sou Disléxico... e Daí? / Hélio Magri Filho
2011 – São Paulo – M.Books do Brasil Editora Ltda.
1. Psicologia   2. Saúde   3. Puericultura

ISBN: 978-85-7680-121-4

© 2011 Hélio Magri Filho

EDITOR
Milton Mira de Assumpção Filho

Produção Editorial
Lucimara Leal

Coordenação Gráfica
Silas Camargo

Revisão
Lucrécia de Barros Freitas

Capa e Editoração
Crontec

2011
Proibida a reprodução total ou parcial.
Os infratores serão punidos na forma da lei.
Direitos exclusivos cedidos à
M.Books do Brasil Editora Ltda.

Ao mundo – disléxico e não disléxico – de todos aqueles que sentem que não fazem parte de um todo: nossa dislexia pode ser aquela única cereja que ornamenta uma torta ou é todo o sabor do seu recheio. De qualquer maneira, sempre fazemos a diferença!

Este material foi produzido e impresso usando letras maiores para facilitar a leitura e a decodificação dos disléxicos, dos portadores da Síndrome de Irlen e de outros "puladores" de linhas.

SUMÁRIO

Prefácio 11
Apresentação 15
Introdução 17

Capítulo 1 – As primeiras Coisas... Primeiro 29
Capítulo 2 – Como Tudo Começou 35
Capítulo 3 – No Seminário 43
Capítulo 4 – De Volta ao Mundo 51
Capítulo 5 – Longe de Casa 57
Capítulo 6 – Do Outro Lado do Mundo 63
Capítulo 7 – Domando o Monstro 73
Capítulo 8 – Em Casa 85
Capítulo 9 – Um Encontro 99

Referências 111

PREFÁCIO

Se – como acredito – um livro sonhado por um escritor é um tipo de filho que ele traz à vida, o convite para prefaciar este livro me torna uma espécie de *madrinha*. Por isso, minhas primeiras palavras são de agradecimento ao professor Hélio Magri.

Confesso que, à primeira vista, o título *Sou Disléxico... e Daí?* me pareceu um tanto desafiador, até mesmo ríspido e carregado de revolta e mágoa. Porém, fui surpreendida por uma leitura agradável, repleta de *causos* sérios, com potencial para gerar pena do protagonista, mas tão habilmente pincelados com humor, que a revolta que eu previra *virou a mesa* e a minha impressão inicial se transformou totalmente. A mágoa cedeu lugar a uma mensagem de otimismo; o desafio expressado por *E daí?* era, na verdade, a sinalização da postura decidida de quem não se acovarda diante de um obstáculo e reage dizendo *Não faz mal; vou em frente!* E o livro realmente me encantou.

Professor Hélio faz um relato da sua própria existência como disléxico, discalcúlico, portador de transtorno do déficit de atenção e hiperatividade (TDAH) e da Síndrome de Irlen, o que caracteriza como o *pacote completo* de condições que interferem de modo significativamente negativo na educação escolar e nos relacionamentos pessoais. Desde cedo, passa por apertos na família e, visto como *caso perdido*, é mandado para estudar interno em um seminário; na adolescência e como adulto ganha e perde amigos nos altos e baixos existenciais; cai e se levanta quantas vezes precisa, buscando sempre um novo meio de sair dos labirintos em que seu jeito diferente de pensar e aprender o coloca.

Nesse cenário, o texto poderia não ter passado de um simples desabafo, mas o autor foi muito além de apenas expor as suas dificuldades. Modesto, Hélio não menciona alguns traços interessantes sobre disléxicos e TDAHs: são geralmente pessoas muito carismáticas, com inteligência acima da média e muito criativas, características que podem ser facilmente notadas no decorrer do seu trabalho, no qual descreve as estratégias desenvolvidas ao longo da vida e reconhece como, nos raros momentos de bonança, elas o fortaleceram, para suportar os muitos momentos de tempestade que enfrentou até entender o que o fazia ser assim...

A partir de então, filia-se à Associação Brasileira do Déficit de Atenção e à Children and Adult with Attention Deficit Disorder Association; torna-se membro da Associação Brasileira de Dislexia, ligada à International Dyslexia Association, volta-se para a educação continuada, fazendo cursos de atualização e extensão, como aquele em que se preparou para ser avaliador da Síndrome de Irlen. Seu objetivo maior, o mesmo desta obra científico-literária: orientar educadores e familiares em relação a filhos com dificuldades semelhantes às dele próprio.

PREFÁCIO

Sou Disléxico... e Daí? é uma grande aventura de vida, bem escrita e interessante. No início dos capítulos, pensamentos inspiradores refletem a sensibilidade e a ligação com o universo que faz parte de sua personalidade. E isso, por si só, já seria motivo suficiente para tê-lo em nossas bibliotecas. Na verdade, porém, o livro é ainda muito mais: é um trabalho que objetiva a orientação de professores e famílias de pessoas com problemas que interferem na aprendizagem e nos relacionamentos; uma lição de vida que poderá, sem dúvida alguma, ajudar outras pessoas que enfrentam sérias barreiras na vida, entre elas a de serem excluídos até mesmo por seus entes queridos; um alerta para que jamais deixem de acreditar que têm competência para alcançar desenvolvimento pessoal e profissional pleno.

Muito ainda poderia ser dito, mas para não privá-los de iniciar logo a sua leitura do livro, preciso terminar... Na qualidade de madrinha, deixo a minha bênção ao livro-afilhado, esperando que ele ilumine muitas vidas; aos que convivem com situações semelhantes, o meu carinho e o desejo de que jamais desistam de si mesmos; ao professor Hélio Magri, os meus parabéns pela coragem de se expor em prol daqueles que precisam ser mais acolhidos para serem bem entendidos. E, assim, registro a minha admiração!

Lucília Panisset
Professora, Psicopedagoga, Mestre em Engenharia de Produção, com Doutorado em Engenharia e Gestão do Conhecimento; Coordenadora Acadêmica da Pós-graduação em Neurociências e Psicanálise Aplicadas à Educação da Faculdade São Camilo

APRESENTAÇÃO

Convidado a apresentar o livro do professor Hélio Magri Filho, reconheço, desde logo, não ser eu a pessoa mais indicada para fazê-lo, posto que não seja um *expert* em dislexia. Na verdade isto não importa, e credito o convite à amizade que sempre tivemos desde que pisei em solo canelense, na Serra Gaúcha, e por ele fui tão generosamente recebido. Estou ciente da responsabilidade que me foi cometida, e certo de que apresentar um livro é como apadrinhar uma criança recém-nascida, com uma única diferença: o livro depois de editado e entregue ao público, passa a pertencer ao resto do mundo. Daí a grande responsabilidade. Mas, feliz, agradecido e orgulhoso, aceitei o encargo.

Li e reli o *Sou Disléxico... e Daí?* do professor Hélio, e não me arriscaria, como não tenho pretensão, a oferecer sugestões sobre um assunto tão acadêmico. Mas, aqui temos um livro dirigido também a pais, filhos, professores e amigos, enfim, a todos os que têm o espírito de indagação e que sempre aprendem com a experiência dos outros, que é uma das formas menos custosas de se aprender. Aqui o professor Hélio nos ensina como fez, através de atalhos e estratégias, para vencer, senão minimizar, sua DISCALCULIA – dificuldade na solução de problemas relacionados com a matemática. Atualmente, ele é membro da Associação Brasileira de Dislexia, da International Dyslexia Association, da Associação Brasileira de Déficit de Atenção, avaliador da Síndrome de Irlen, tradutor, e vem realizando palestras em vários cantos do País, entre outros. Enfim, é de fato um vencedor.

Os leitores encontrarão em seu livro muitas experiências pelo autor vivenciadas; divertidas umas, enternecedoras outras, algumas passagens curiosas e cômicas, um painel multiforme de uma vida aqui consignada quase como uma autobiografia pessoal, de alguém que, sendo DISCALCÚLICO, desde cedo carregou um limão e paulatinamente soube transformar esse limão numa excelente limonada, histórias que, por isso mesmo, se tornam atrativas, engraçadas e, principalmente, orientadoras.

Uma palavra final: disléxicos ou não, todos fazemos parte de um todo, porque vivemos em sociedade e, contrapondo-me ao autor, afirmo que todos ornamentamos a torta que sempre será enriquecida pelo sabor da cereja.

Particularmente, eu não sou disléxico...

E daí?

Boa leitura.

Naef Vitória Jalil
Juiz de Direito Aposentado e Advogado.

INTRODUÇÃO

As crianças têm uma enorme responsabilidade: escrever – sem rascunho, experiência e conhecimento – os primeiros capítulos da grande obra de suas vidas, que será lida por um público bastante exigente.

Antes de ser disléxico, eu era alguém que vivia permanentemente lutando para ignorar todas as insinuações que o Universo me apresentava (e que pareciam razoavelmente convincentes...) para que desistisse de tudo. Não aconteceu de forma simples, como se eu tivesse acordado um dia tendo *virado* uma pessoa disléxica durante a noite... Só me *tornei* disléxico após um diagnóstico que deu nome a uma situação de batalhas constantes para criar estratégias e atalhos. Antes disso, eu me conhecia como uma pessoa que não dava certo. Meu pai já me mostrava isso: "Você é péssimo em matemática"; minha mãe já me indicava isso: "Você é preguiçoso"; minhas professoras do *primário* já me ensinavam isso: "Você não consegue aprender"; meus professores do *ginasial* já confirmavam isso: "Você não entende nada de cálculos, não estuda para as provas!" (na verdade, eu nem me lembrava dos dias das provas! E, quando anotava as datas, sequer me lembrava onde as tinha anotado). Quanto aos meus amores... *Ah, os amores da minha vida!*... Também para elas eu não era nada além de ser bonito... Não tinha dinheiro, não tinha carro, não podia sair para passear em lugar algum. E, ainda por cima, segundo elas, eu vivia no mundo da lua, sonhando acordado. Consideravam-me irresponsável, imaturo, desinteressado e por aí a lista continuava... (Se eu fosse enumerar aqui todos os *predicados* atribuídos ao meu comportamento, certamente ficaríamos muito tempo lendo uma série de palavras negativas isoladas, separadas por vírgulas.)

Como **ser individual**, até que eu me *tolerava* e conseguia, na minha essência, captar algumas formas inexplicáveis de raciocínio lógico para me orientar. O problema começava quando eu existia como **ser social**, parte do coletivo. Hoje, percebo claramente que tentava me inserir e, para tanto, imaginava o outro como sendo alguém com o mesmo conhecimento que eu, com a mesma visão de mundo. Não conseguia entender que, quando separamos os indivíduos de uma sociedade em unidades, eles perdem o poder, porque é da consciência coletiva e da energia do grupo que vem toda a força. O desafio que enfrentava era reconhecer a natureza social como sendo aquele passo evolutivo do qual eu havia me afastado no passado.

Quando pensei em escrever a respeito da minha vivência, é que percebi como minha mente havia registrado as experiências e informações. Comecei por interpretar meus sentimentos para, então, transformá-los em linguagem, da forma que foi possível recapitular e *re*-experimentar o que vivi até agora.

Nesse processo, constatei como é comum nos apegarmos justamente àquilo com o que somos capazes de nos identificar. Sendo assim, quando valorizamos algo, percebemos o mundo no qual vivemos como sendo um lugar maravilhoso, cheio de oportunidades para criar, crescer e compartilhar amor e alegria, mas quando não mais valorizamos uma determinada situação, nós simplesmente a rejeitamos. Nesse cenário, tenho tentado nortear minha vida pelo desejo de alcançar a felicidade, que é a experiência da obtenção do amor incondicional. Mas, antes disso, tive que abrir caminhos para essa aventura promissora, tendo a autoestima como uma guardiã ferrenha do portal de acesso a esse labirinto.

Por muito tempo, meu subconsciente aceitou como sendo verdade aquilo em que *escolhi* acreditar. Isso significa que o que eu próprio acreditava ser verdade ao meu respeito e a respeito da vida realmente se tornava verdade para mim. Essa foi minha escolha por muito tempo, até que resolvi escolher diferente.

Minha história começa nos idos dos anos 1950, quando nasci em uma pequena cidade lá no interior do Estado de São Paulo, Penápolis. Meu pai era motorista de caminhão e minha mãe labutava na máquina de costura. Tinha três irmãs mais velhas, que desde muito novas já trabalhavam para ajudar nas despesas de casa. Meus pais viviam um relacionamento cheio de conflitos, no qual as brigas e discussões eram uma constante. Não se importavam com a presença nem com a proximidade dos filhos, e as discussões aconteciam de forma vigorosa, na ânsia pelo "certo" e o "errado". Nunca soube, de fato, por que brigavam. Imagino que eles discutiam para identificar quem era o dominante, eu acho... Ou seria por ciúmes?... Ainda não sei ao certo.

Passei pelos anos de ensino fundamental em uma escola local, que era considerada muito boa. Até o terceiro ano era excelente aluno. Fui alfabetizado por uma cartilha chamada "Caminho Suave", de cuja capa ainda me recordo bem. As letras correspondiam exatamente a todas as figuras às quais a cartilha fazia referência. No quarto ano, as coisas começaram a ficar um pouco complicadas, mas eu ainda conseguia superar algumas das minhas dificuldades. Os desenhos da cartilha ajudavam muito na memorização e na aplicação do que aprendia.

Aos 11 anos de idade, a celebração de algo místico me fascinava, e senti uma vontade muito grande de me tornar padre. Buscar respostas, entender e vivenciar um comportamento que não se encaixava em padrões comuns se transformaram em uma obsessão, e, então, fui enviado para um seminário religioso. Uma boca a menos para alimentar e uma preocupação a menos para a família. Para mim uma chance de sossego e recato para – individualmente – ser quem eu realmente poderia ser. Doce ilusão!...

Acredito que, como em tudo na vida, quando conseguimos dar um nome ao *monstro* que nos amedronta, ele parece menos ameaçador. Este é o meu caso. Eu sou discalcúlico – um nome estranho para uma condição bem conhecida! *Sofro com a discalculia, uma dislexia para tudo aquilo que está relacionado com matemática de modo geral: números, formas geométricas, cálculos, teoremas...*

Desde muito novo, os números representavam uma tragédia incompreensível na minha mente, e, evidentemente, na minha própria vida, pois neles via sempre alguma mensagem com a qual as outras pessoas não concordavam. Eu sempre via que meu nome, por exemplo, podia ser escrito como 0 1 7 3 4. Eu não concordava com as outras pessoas sobre o significado da mensagem que os números transmitiam. Não é preciso dizer que essa era uma luta de "um contra um milhão"!

Quando os professores do ensino fundamental passavam problemas que começavam com *Joãozinho comprou uma bicicleta...* – esta era a "deixa" para eu imaginar a tal bicicleta do tal Joãozinho... Pintava a bicicleta, colocava faróis, ornamentava-a com todas aquelas coisas que os garotos da época usavam para enfeitar seus veículos... Ficava uma beleza mesmo! Isso acontecia até eu ser surpreendido pela pergunta do professor: ... *quanto custou a bicicleta de Joãozinho em relação à bicicleta de Pedro?* Mas que coisa estranha, eu pensava. Não era para enfeitar a bicicleta de Joãozinho?!... Se era para descobrir o valor pago, era só perguntar, que eu achava.

Essa era uma situação bastante comum (e secreta...) nos meus primeiros anos escolares. Eu pensava que não ouvia direito, que não entendia o que havia sido dito ou que era um "burro" mesmo. Afinal, até o meu pai me dizia: "Deixa de ser *burro*, moleque!".

Passei pelas séries iniciais achando que os números eram uma espécie de código indecifrável. (Não que naquela época eu soubesse o que significava essa palavra...)

Ainda me recordo, que, quando nos ensinaram a tabuada, eu ficava admirado com os outros garotos: "Duas vezes dois, quatro"... "Duas vezes cinco, dez"... Que inveja!

A tabuada dos nove, então, era a mais demorada de todas para mim. Os outros alunos já haviam respondido, mas eu continuava ali, tentando visualizar as *ondas* que os números faziam... Explico: se vocês olharem bem, vão perceber que os números de 0 a 9 sempre formam uma sequência constante. Eu começava, por exemplo, desenhando os números de 0 a 9 em uma lista mental, uma escala pela qual eu descia e subia. Por causa do sobe e desce é que eu chamava de "onda". E eu fazia as contas depois de haver juntado as escalas desenhadas na minha mente, de cima para baixo. E assim faço até hoje. Por exemplo, quando quero saber quanto é 5 vezes 9, eu junto as escalas e conto "5" de cima para baixo, chegando ao número 4 na primeira lista e ao número 5 na segunda lista. Resultado: 45. Fácil, não é?

Viver com discalculia tem sido interessante, mas demorei quase quarenta anos de minha vida (estou com 56 agora) para entender que as minhas táticas para realizar cálculos matemáticos demandavam uma capacidade de raciocínio, visualização, memória e inteligência um pouco acima da média para o desempenho das tarefas.

Já no seminário, foi um drama. Frei G., o professor de matemática, era uma pessoa que parecia existir numa chama constante: era um frade de uns 30 anos, cabelo vermelho fogo, barba longa também muito ruiva, olhos azuis, sempre avermelhados, óculos com aros dourados e avermelhados. frei G. falava com um timbre de voz que lembrava muito uma mistura de comentarista, juiz, técnico e torcedor de time de futebol. Consegue imaginar?

Era como se fosse uma pessoa emanando uma voltagem existencial de alta tensão.

Eu me sentava na carteira de frente, um erro que nunca entendi por que cometi logo no primeiro dia de aula, quando tivemos que escolher o lugar. O frei G. lia o livro de matemática, o *meu* livro de matemática, de cabeça para baixo ou, como dizem os paulistas, *de ponta-cabeça*. Sim... Ele conseguia ler literalmente de cabeça para baixo. Não só lia como entendia os números, os conceitos, os conjuntos, tudo que estava escrito naquele código oculto e indecifrável! Scipione di Pierro Netto... Ainda me lembro do nome do autor do livro, pois o lia provavelmente umas mil vezes enquanto durava a aula do Frei G. Não preciso dizer que minhas notas em matemática eram tão vermelhas quanto a barba e os cabelos do frei G. Lá, não durei muito. Fui aconselhado a *sair* do seminário.

Deixei o seminário no meio do curso ginasial (hoje, Fundamental II), mas os problemas com os números não ficaram com o frei G... Eles continuaram me rondando, como estão até hoje.

Depois dos estudos no seminário, estudei em uma escola pública, em uma particular, terminei com muito sacrifício o ensino médio e comecei os estudos universitários no interior do Estado.

No final dos anos 1970, já vivendo em outra cidade, deixei o Brasil e fui morar no exterior. E os problemas com os números viajaram comigo lá para fora.

De volta ao Brasil há mais de oito anos, agora trabalho como tradutor de livros para algumas editoras, com foco em obras sobre Transtorno de Déficit de Atenção e Filosofia, e me dedico à informação daqueles que, como eu, precisam encontrar o caminho que indique a luz no fim do túnel das dificuldades pessoais.

Atualmente, eu sei que a discalculia não precisa ser algo tão assombroso. Chego até a sentir certo conforto quanto à capacidade de perceber as *mensagens* dos números e os conceitos que as outras pessoas assimilam com uma lógica incontestável, e que eu alcanço como se fosse uma construção de andaimes de acesso ao centro do problema.

Hoje eu sei que a discalculia é um mau funcionamento neurológico que provoca problemas para a aprendizagem de tudo que está relacionado com números, aí incluídas as operações matemáticas, o fazer classificações, a dificuldade em entender conceitos matemáticos de acordo com convenções, a aplicação da matemática no cotidiano e em sequências numéricas.

Tenho estudado e acompanhado o desenvolvimento de pesquisas que mostram que há evidências gerais de que a causa desse distúrbio é neurobiológica e que pode ser genética.

Descobri também que, normalmente, as pessoas com tal distúrbio apresentam sinais indicadores, tais como dificuldade com tabuadas e ordens numéricas, dificuldades em posicionar os números na folha de papel, dificuldade em somar, subtrair, multiplicar e dividir, dificuldade em memorizar cálculos e fórmulas, dificuldade em distinguir os símbolos matemáticos, dificuldade em compreender os termos utilizados.

INTRODUÇÃO

Algumas das características existentes em pessoas com discalculia são também identificadas na dislexia, que é um distúrbio caracterizado pela dificuldade em ler, escrever e soletrar. As pessoas com necessidades especiais no campo da aprendizagem podem ter dificuldade para ler e interpretar não só os conceitos matemáticos, mas também os exercícios.

Na infância e na adolescência, eu era chamado de *burro*; as humilhações, diárias. Mas, nas matérias sem números me saía muito melhor. Na época do seminário até tirava boas notas em latim, uma língua que fazia sentido na minha mente. Lembro que, entre colegas de seminário, tentávamos entender e arriscávamos algum tipo de conversação também em esperanto, outra língua que fazia sentido para mim: não tem acentos e não há muitas concordâncias. Mas, em inglês, eu era realmente bom. Ah... inglês foi sempre uma língua muito fácil para mim. Nada do conceito de *mais* ser *menos* ou de outras coisas deste tipo, que a maldita matemática pegou emprestadas da língua portuguesa... Em língua inglesa, tudo sempre significava uma coisa só.

A tragédia estava mesmo é com os números, as contas e as fórmulas. Eu entendia um conceito difícil, como o da força centrífuga, se conseguisse visualizar uma motocicleta entrando numa curva em alta velocidade. Derrapar era uma questão de segundos. Para um discalcúlico, alguns conceitos complexos são fáceis de entender se explicados com palavras, o problema é conseguir entendê-los por meio de fórmulas e cálculos.

Este livro é um alerta para pais, filhos, amigos e professores, especialmente para professores: se alguém próximo de você, ou você mesmo, um filho, um aluno ou amigo têm grandes dificuldades com os números em geral, com contas e matemática, é bem possível que sofra de discalculia. Essas pessoas podem até dar certo na vida, mas apenas se tiverem a sorte de sempre conseguirem se esgueirar dos malditos números.

E, a propósito, lembra-se do meu nome, escrito anteriormente? Está em números e de cabeça para baixo, como o livro do frei G.

Meu nome é:

hELIO

RIR É O MELHOR REMÉDIO

Pois é... Na composição do saudoso Luiz Gonzaga, parece que o garçom realmente tinha razão...

Dezessete e setecentos

Eu lhe dei vinte mil réis
Prá pagar três e trezentos
Você tem que me voltar
Dezesseis e setecentos!
Dezessete e setecentos!
Dezesseis e setecentos!...

(...)
Sou diplomata
Frequentei academia
Conheço geografia
Sei até multiplicar
Dei vinte mangos
Prá pagar três e trezentos
Dezessete e setecentos
Você tem que me voltar...
(...)
Mas olha aqui
Se eu lhe dei vinte mil réis
Prá pagar três e trezentos
Você tem que me voltar
Dezesseis e setecentos!
Mas dezesseis e setecentos?
Dezesseis e setecentos!
Mas dezesseis e setecentos?
Dezesseis e setecentos!...
(...)
Eu acho bom
Você tirar os nove fora
Evitar que eu vá embora
E deixe a conta sem pagar
Eu já lhe disse
Que essa droga está errada
Vou buscar a tabuada
E volto aqui prá lhe provar...

Capítulo 1

AS PRIMEIRAS COISAS... PRIMEIRO!

> *Na escuridão total quando uma chama se acende, por menor que ela seja, pode ser suficiente para indicar o caminho a seguir.*

É importante dizer que um disléxico (ou discalcúlico ou TDA ou TDAH) não pode ser diagnosticado ante a presença de somente um aspecto. Além daquilo que os especialistas chamam de comorbidade – que, na minha explicação simples, significa uma doença dentro de uma doença – é imprescindível um diagnóstico multidisciplinar e por exclusão. Para as mentes cientificamente orientadas e mais exigentes, eu diria que *Comorbidade é a ocorrência conjunta de dois ou mais transtornos ou distúrbios em um mesmo indivíduo avaliado clinicamente.* No Brasil, a Associação Brasileira de Dislexia (ABD) é o nosso primeiro ponto de contato, pois:

> *... somente um diagnóstico multidisciplinar pode identificar com precisão o que está ocorrendo. Os distúrbios de leitura e escrita são os fatores de maior incidência em sala de aula, mas nem todos têm uma causa comum. Embora a dislexia seja o maior índice, outros fatores também podem cau-*

sar os mesmos sintomas: *distúrbios psicológicos, neurológicos, oftalmológicos, etc. Uma equipe multidisciplinar analisa o indivíduo como um todo, verificando todas as possibilidades. Não se parte da dislexia, mas se chega à dislexia, excluindo qualquer outra possibilidade. Por outro lado, se outro fator for confirmado, o encaminhamento também se dará de modo que o avaliado possa ter um acompanhamento adequado. Com relação à dislexia ocorre o mesmo; são considerados os inúmeros fatores e as características de cada paciente, para se fazer um encaminhamento adequado a cada caso. Na ABD, um relatório é entregue ao paciente ou responsável (no caso de menores), e este relatório deve ser apresentado ao profissional que fará o acompanhamento, permitindo a este adotar a linha que mais lhe convier e direcionar imediatamente suas intervenções, alcançando assim resultados mais eficazes em menor tempo. (Disponível em: <http://www.dislexia.org.br>)*

Outro aspecto interessante, que só constatei mais tarde, lendo muitos artigos e livros que comentavam sobre dislexia em outras pessoas, é a significativa tendência que alguns disléxicos têm de se conectar com algo místico ou esotérico. Eu, particularmente, tive muitas experiências nessa área. Acredito que o início da minha pré-adolescência em um seminário de padres tenha me proporcionado aquele tempo de retiro necessário para introspecção, meditação e descoberta de tendências para uma busca metafísica.

Informações também valiosas sobre uma disfunção perceptual chamada Síndrome de Irlen (SI), nome simplificado e mais comum para a Síndrome da Sensibilidade Escotópica (SSE, muitas vezes confundida com a tradicional dislexia), podem ser encontradas no site www.dislexiadeleitura.com.br, da Fundação Hospital de Olhos de Belo Horizonte, Estado de Minas Gerais.

A Síndrome de Irlen (SI) gera dificuldades diárias e escolares, pois produz desfocamento, distorções do material gráfico, inversões de letras, trocas de palavras, perda de linhas no texto, desconforto nos olhos, cansaço, distração, sonolência, dores de cabeça, enxaqueca, hiperatividade, irritabilidade, enjoo e fotofobia, tudo isso após um intervalo relativamente curto de esforço despendido no processamento das informações visuais.

Mantendo uma equipe para diagnóstico, esse Hospital de Olhos se reúne com os responsáveis por crianças com os sintomas dessa síndrome e oferece espaço para a discussão de métodos de intervenção nas dificuldades escolares. Nesse portal são abordados também diversos assuntos sobre problemas de aprendizagem relacionados à visão e outros temas afins, com muitas notícias e informações sobre cursos, palestras, legislação e fóruns de debates sobre dislexia, Síndrome de Irlen, TDAH e educação em geral.

Outra opção interessante é o portal www.irlenbrasil.com.br, no qual você pode encontrar um Autoteste de Risco de Síndrome de Irlen – uma dificuldade relacionada à atividade ocular durante a leitura, que causa problemas na sustentação da atenção, na compreensão e na memorização, cuja consequência é um déficit de aprendizado que pode comprometer também o comportamento individual e as relações sociais.

Além das intervenções psicopedagógicas e médicas mais comuns, a utilização do Método Irlen – avaliação do problema e indicação de sobreposições coloridas (transparências de acetato) sobre os textos ou filtros seletivos (lentes coloridas) – ajuda indivíduos com problemas comportamentais, emocionais e com dificuldades escolares, pois melhora a fluência da leitura e a atenção sustentada, resolvendo casos de leitura mais lenta e segmentada, com comprometimento da compreensão e memorização e, consequentemente, da aprendizagem. Conheço bem este cenário: há dois anos, eu mesmo fui diagnosticado pela equipe da Fundação Hospital de Olhos de Minas Gerais como sendo portador de Irlen.

Infelizmente, na minha infância e na adolescência, não tínhamos referências tão gloriosas. Era mais o caso de aprender fazendo ou tentar fazer as coisas terem sentido enquanto aprendíamos... O resultado é que até hoje ainda uso alguns dos atalhos que fizeram parte das minhas estratégias de sobrevivência. Esses atalhos foram necessários na infância, principalmente no aspecto social, e foram eles que me serviram como caminho em direção à *luz no final do túnel*.

Minha vida, sempre norteada por questionamentos e *insights*, me levou, nos últimos anos, a realizar profundas pesquisas sobre crianças índigo e crianças cristal. Mas vamos em frente, porque isso é tema para outro livro!...

RIR É O MELHOR REMÉDIO

O aviso na traseira do veículo (e o motorista era do sexo masculino!) já dizia tudo...

AVISO: MOTORISTA DISLÉXICO.
NÃO ESPERE SETAS PARA A DIREITA ➡
E NEM PARA A ESQUERDA ⬅

Capítulo 2

COMO TUDO COMEÇOU

Se pudéssemos acumular todas as habilidades num único ser humano, certamente seria o fim das equipes, dos grupos e dos relacionamentos. Isolados, seríamos totalmente descartáveis, pois os recursos estariam todos num lugar só. A riqueza da vida está na pequena contribuição que cada um de nós dá.

Imagino que sentir que você é uma pessoa diferente deve ser o indicador claro de que algo precisa ser ajustado. Este ajuste, então, passa a ser o problema central de toda a questão. Na ânsia de corresponder às expectativas sociais e na tentativa de seguir os parâmetros que as convenções culturais traçam, acabamos nos perdendo nos conceitos, que – para *nós* – são sem sentido, mas que tentamos assimilar.

Quando recebemos as primeiras instruções no ensino para o aprendizado da matemática, os números são componentes essenciais de tal sacrifício, pois contam uma história de *ajustes*. Isso é o convencional. Mas como adotar tal convenção, quando os números não nos dizem nada? Pois eles não diziam nada para mim...

Quando ouvia números, pensava em outra coisa, contava as janelas da sala de aula, as luzes do teto, as rachaduras da parede, o número de alunos na sala de aula e os minutos para o fim da aula. Contar. Não é para isso que eles serviam?!... Na aula de matemática, eu só sabia contar, contar incansavelmente. E os conceitos de frações eram ainda piores! Devia existir uma maneira de visualizar algo como um todo, por inteiro, o que eu não conseguia fazer... Como fracionar algo que eu sequer percebia em sua totalidade?

O professor usava os conhecimentos incorporados sobre os conteúdos matemáticos apenas para ensinar, sem se preocupar em como os alunos poderiam aprendê-los ou compreendê-los. Naquela época, eu não sabia disso, mas hoje em dia sei que um profissional da educação, que concebe o ensino como uma mera transmissão de conceitos elaborados e já construídos ou que considere que a aprendizagem depende apenas do envolvimento e da capacidade do aluno, não está levando em conta todos os componentes necessários para o conhecimento profissional. Fica aqui, então uma reflexão: *Você consegue ensinar ao aluno de um jeito que ele consiga aprender ou acha que o aluno deve aprender do jeito que você ensina?*

Na aula de Português, meus ouvidos ficavam afiados com as concordâncias e os verbos... Esses, sim, faziam sentido!

Na aula de Geografia eu viajava... Nunca estava ali. E foi assim que comecei a divagar, sem conseguir me encontrar para resolver o problema da atenção. Mas, vamos voltar ao assunto principal: estamos falando de sofrimento e humilhações na infância. Na minha infância...

Na escola primária, depois de uma manhã cheia de tormentos e *perseguições,* finalmente ouvia o sinal do final das aulas. Era como se o primeiro *round* de uma dura luta houvesse terminado, mas o dia estava só começando!

No caminho de casa, normalmente ouvia dos outros colegas alguns comentários engraçados (engraçados, para eles!) sobre situações ou respostas erradas que eu havia dado na aula. Não tinha remédio, eu ria também... (Onde estava a preocupação com *bullying* naquela época?) Se eram somente comentários ou piadas esporádicas, eu até conseguia suportar. Às vezes, contudo, a paciência se esgotava e aconteciam brigas e mais brigas. Na maioria das vezes, eu apanhava. Apanhava na rua e apanhava, quando chegava em casa, por ter brigado na rua. Uma situação sempre sem vencedores...

A vida dos primeiros anos escolares transcorreu assim, prolongada e tumultuada. Recordo-me de situações em que me surpreendia com determinado conhecimento absorvido, sem me lembrar de tê-lo aprendido. Não sabia, então, que, desde pequeno, já criava atalhos e estratégias para entender os conceitos básicos de números. (*Será que todo mundo fazia a mesma coisa?*)

O professor ensinava, por exemplo, que números pares são números que podem ser divididos por dois, resultando sempre em um número inteiro. Para mim, queria dizer, então, que os dois pães do meu lanche ficariam sempre inteiros... Assim, então, conseguia *visualizar* os números pares (usando pães inteiros) e os números ímpares (pães em pedaços).

Como sempre fui destro (sei disso, porque destra era chamada a mão com a qual eu conseguia usar para estalar os dedos; essa era a mão direita, a mão *boa*), imaginava que, se o número fosse par, eu sempre segurava alguma coisa com a mão esquerda (a mão *boba*); já os ímpares, esses eram os números que dividia com a mão direita. O que eu fazia para lembrar a divisão de um número ímpar era segurar algo com a mão esquerda e observar que sempre ficavam sobrando *pedaços de pão* na minha mão. (Complicado? Para mim, não.)

Imagine, agora, leitor, quando esta resposta tinha que ser dada verbalmente. A turma toda já tinha respondido e eu ainda continuava tentando, mentalmente, partir os pães que havia trazido para o lanche da escola. Até que o problema maior não era o tempo... Era quando eu trazia laranjas em vez de pães!...

Certa vez, tentei explicar ao professor por que demorava tanto tempo para responder. Caí no erro de contar a história da divisão dos pães, e foi uma risada geral. Até hoje, acredito que, se retornar à cidade do interior onde nasci, algumas pessoas ainda vão se recordar dessa explicação tão absurda.

A propósito... há mais uma história interessante sobre *direita* e *esquerda*, que eu gostaria de narrar: na época em que eu estava no *primário*, criaram uma corporação chamada de Polícia Mirim, da qual fui membro. Era uma organização, assim como a dos Escoteiros, com o objetivo de ensinar as crianças, devidamente uniformizadas como policiais mirins, a desfilar, a desempenhar tarefas de auxílio nos campos de futebol, para que as pessoas não entrassem sem pagar etc. A formação era bem militar: marchávamos, fazíamos as necessárias apresentações, enfim, éramos pequenos soldados.

Nas marchas, virar à direita e virar à esquerda era imperativo! Pois bem... Ao grito de *Direita, volver!*, lá ia eu pensando para que lado virar. Mas, como tudo tem solução, aqui vai mais um dos meus atalhos: meu pai havia me presenteado com um canivete, desses bem pequenos usados para descascar laranjas também pequenas (para laranjas maiores já não servia). O tal canivete tinha certo peso. Como eu o segurava com a mão direita, resolvi carregá-lo sempre no bolso direito. Portanto, *Direita, volver!* passou a ser fácil: bastava sentir o peso do canivete no bolso, que eu sabia ser o bolso direito e virava sem problemas. Um dia, contudo, o comandante perguntou se havia algum garoto que portava alguma faca ou canivete. Eu, todo alegre, apresentei meu canivete. Era uma cilada! O comandante queria mesmo é confiscar um canivete para dar exemplo. Pronto! Lá se foi o meu *orientador* de direita/esquerda. Tive, então, que recorrer à outra velha tática. E o comandante me perguntava por que eu sempre desfilava estalando os dedos da mão direita... Ora, que pergunta!

Além dessas passagens engraçadas, lembro também que desenvolvi um tipo de compulsão por determinadas coisas. Agora que sei que o fator genético é muito expressivo no diagnóstico correto de portadores de dislexia, me recordo, por exemplo, de uma compulsão estranha que a minha mãe tinha e penso que talvez daí venha a minha herança genética: ela adorava velórios! Em uma cidade pequena, onde a rádio difusora era o único meio de comunicação em massa, as notícias de falecimento eram acompanhadas com muita atenção. Depois do falecimento, vinha o velório e lá ia minha mãe para ficar sentada a noite inteira ao lado de um corpo já sem vida. A minha compulsão na época – Graças a Deus! – era só lavar as mãos mais de cem vezes ao dia.

É claro que minhas atribulações também estavam comigo além dos limites dos muros da escola. Como os fatos citados anteriormente, elas eram constantes na vida social. Com os amigos da rua, dava sempre um jeito de conseguir alguma coisa em troca de algo como favor. Por exemplo: certo dia, arrebentou a linha de uma pipa bonita, que caiu no quintal da minha casa. Era uma pipa com armação de bambu e papel de duas cores, vermelha e amarela, bem da cor de uma famosa rede de *fast food* da atualidade. E era quadriculada; uma verdadeira beleza! Exibi e usei a tal pipa por muito tempo, até que o papel que a revestia ficasse todo rasgado. Então, na tentativa de reavivar a beleza original daquela pipa, consegui duas folhas de papel especial para confecção do brinquedo, nas cores vermelha e amarela, e consegui refazer a pipa, restaurando na sua condição inicial, toda bela e formosa. Foi aí que descobri que tinha habilidades manuais. E assim, oferecia-me para consertar os brinquedos quebrados das outras crianças e restaurar suas pipas, em troca da ajuda delas nas tarefas da escola. Sem dúvida, isso também não deixou de ser uma estratégia de sobrevivência, não é mesmo?

RIR É O MELHOR REMÉDIO

Números podem ser mortais...

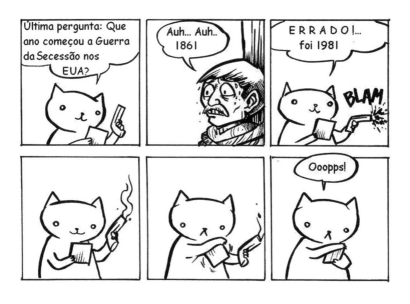

Capítulo 3

NO SEMINÁRIO

Quando silenciamos nossa mente e corpo, abrimos caminho para a manifestação vigorosa dos nossos pensamentos. Em outras ocasiões, só encontramos paz de espírito quando os ruídos são ensurdecedores. Nossa busca, portanto, deve começar internamente, não importando os ruídos externos.

Como tudo na vida é passageiro, antes que eu pudesse perceber, os dias de liberdade de expressão nas ruas da minha cidade deram lugar a uma mudança muito grave. Eu, agora, era um seminarista, com vocação ao sacerdócio e compenetrado num objetivo sublime: iria me tornar padre.

Com o vigário da igreja local, conseguira uma vaga no seminário. Logo recebi uma lista para o enxoval e foram iniciados os preparativos para uma vida de reclusão, muita fé e bastante dedicação. Fui para Piracicaba, uma cidade cerca de 400 quilômetros distante da minha. Outros quinze garotos e eu, todos da mesma cidade e região, viajamos em torno de nove horas, de ônibus e trem. Era como se nos despedíssemos de nossa infância livre e espontânea, saindo de um mundo amplo para entrarmos em uma realidade limitada e controlada. Na bagagem, além do enxoval, levava também minha dislexia. Um peso desnecessário...

A vida no seminário era regrada e, em termos de alimentação, passávamos por sérias dificuldades. Vivíamos ainda as consequências da Revolução de 1964, os alimentos eram escassos e recebíamos ajuda dos Estados Unidos da América. Acho que ainda me lembro... O programa era chamado ALIANÇA PARA O PROGRESSO DO BRASIL, e lia-se *multi purpose food* (que pode ser entendido como *alimentos multiuso*) nos rótulos das enormes embalagens de trigo, leite em pó e soja que nos davam.

Trabalhávamos no seminário em sistema de escalas, uma semana na horta, uma semana limpando tudo nos corredores, uma semana no refeitório etc. Na minha semana de refeitório, ajudar na divisão dos alimentos era um problema. Sempre que tinha que repartir algo que os outros colegas de seminário faziam usando uma divisão de números, eu precisava usar medidas colocando em latas vazias. — *Meu Deus! Como eles conseguem fazer isso?* — eu me perguntava. E, lentamente, para diversão dos outros colegas do mesmo turno, que olhavam com curiosidade, eu enchia e esvaziava as mesmas latas inúmeras vezes para conseguir contar porções, achar metades e outras frações.

Nesse novo mundo, acordávamos bem cedo e fazíamos as necessidades diárias do pós-despertar, nos vestíamos e saíamos em fileiras ordenadas para dar voltas no pátio. Depois, assistíamos à missa e tomávamos o café da manhã. Dois pães e uma caneca de leite em pó, muito diluído, que só mantinha o sabor que lembrava bem o leite que conhecemos quando não estava com tanta água assim. A minha sorte é que não precisava *dividir* os pães, dois para cada um de nós, inteiros.

Depois do café da manhã e de um breve recreio, começava a tortura: aulas até a hora do almoço. Às vezes, a primeira aula era de português, às vezes era de latim, mas sempre tínhamos matemática! E isso significava o frei G., ali na minha frente, todo vermelho. Eu sentia até seu hálito – ou bafo, não sei ao certo. (Mas tenho certeza de que vinha acompanhado de pequenas labaredas, tal qual um dragão...)

Uma das coisas boas daquela época é que era impossível perder as provas, pois não havia para onde fugir. Era como ter um monstro de sentinela, sempre na varanda da sua casa esperando, sedento, à espreita, esfregando as mãos, numa ânsia de engolir alguém vivo. (Pode imaginar a sensação?)

Aquelas habilidades manuais que havia descoberto alguns anos antes me serviam agora apenas para ajudar na meditação e na introspecção. No seminário, chamávamos o ato de fazer algo com as mãos – criar, consertar ou esculpir alguma coisa, até mesmo confeccionar terços de contas com arame bem fino – de *castelar*. Eu, claro, vivia *castelando*. Acredito que isso é que me manteve longe de encrencas e deslizes por boa parte do tempo.

Quanto às doenças, então, inventava quantas fossem necessárias para fugir das aulas! Certa ocasião, quase fui operado de fimose. É que, no seminário, tinha havido uma *onda* de garotos com esse problema, e, quando faziam a operação, ficavam mais de duas semanas longe das aulas. Eu queria também!

Inventava dores de garganta, dores de ouvido e até conjuntivite só para ficar acamado, longe do frei G. e das aulas. Nem sempre conseguia me safar, no entanto. Por outro lado, a vantagem é que também não sofria as dores de intervenções cirúrgicas desnecessárias. No seminário tínhamos atividades de lazer. Futebol era uma dessas atividades. Eu ensaiava algumas corridas e passes, às vezes até conseguia atingir o objetivo, mas, de modo geral, era considerado um jogador medíocre. Avaliar a profundidade, o peso da bola em relação à força aplicada para o chute era *muita matemática* para mim. E eu não estava sozinho: lá no seminário encontrei garotos que tinham problemas parecidos. Alguns corriam *da* bola e não *para* a bola. Um desses garotos tinha tanto pavor da bola que, quando o chute vinha em sua direção, ele corria na direção oposta, até que uma cerca o parasse. Sorte dele que os campos não eram abertos... Imaginem a cena de um garoto correndo para o nada, perseguido por uma bola que só queria ser chutada de volta!

À medida que o tempo passava, ficava mais difícil decifrar os segredos da aritmética. Os números ainda eram meus inimigos declarados.

Socialmente falando, o cenário no seminário era organizado, apesar de limitado. Éramos divididos em turmas por altura, e essas turmas – para minha felicidade – não eram numeradas. Elas eram nomeadas com letras, o que para mim foi uma alegria muito grande, pois, assim, eu sempre achava a minha turma. Os menores em tamanho faziam parte da turma M; os acima deles em altura, da turma A; e, acima deles, da turma R; depois a turma I e, os mais altos de todos, da segunda turma A. Portanto, minha inserção era assegurada, mas nada ainda de inclusão.

O seminário serviu muito para me ajudar a começar a entender e desenvolver habilidades sociais que antes não faziam sentido para mim. Aprendi a compartilhar ideias e pensamentos; aprendi a me conhecer um pouco mais. Nas ocasiões de retiros espirituais, quando não era permitido conversar, eu aproveitava para questionar, de forma bem introspectiva, as minhas competências e as minhas deficiências. E confesso que encontrava mais deficiências do que competências. Estava sempre sozinho com os meus pensamentos, para fazer algo que eu achava que tinha de fazer só mesmo. Foi uma fase que serviu muito para exercitar o desejo de aprender por meio dos erros e dos acertos.

Havia uma enorme piscina no seminário e, nos dias de calor, os seminaristas se refrescavam nas águas límpidas. Eu ainda não sabia nadar. (Digo *ainda*, porque estava prestes a aprender... Erros e acertos, lembra-se?)

Pois bem, aqui vai a narrativa de um aprendizado rápido e eficiente: o seminário ocupava uma extensa área de terra bem no centro da cidade de Piracicaba. Apesar de cercado por muros, alguns moradores da redondeza se aventuravam, ilicitamente, sobre esses muros, para se apoderar de frutas e vegetais ou outras coisas que encontravam no caminho; em outras palavras, para... roubar.

O patrulhamento era feito por um senhor de meia-idade (ou de muita idade, pois nunca consegui ver seu rosto, que ficava sempre encoberto por um chapéu de abas caídas), que – fizesse frio ou calor – usava um enorme casaco de cor escura, surrado e de aparência fantasmagórica, constantemente acompanhado por dois cães enormes e ferozes. Os cães eram daquele tipo que não têm simpatia alguma por nada que se move, pois atacavam até os galhos de árvores por onde passavam.

Neste dia, em especial, eu estava em pé ao lado da piscina. Seguro, eu achava, até que ouvi o latido dos cães que corriam desenfreadamente em minha direção. Via seus dentes e seus olhos vermelhos e confesso que, por um segundo, pensei no frei G. Quando somos atacados, podemos contra-atacar ou correr... E resolvi optar pela segunda alternativa. Pulei na água e os cães pularam atrás de mim. Na confusão, me esquecera de um detalhe: eu estava em pé, do lado de fora da parte mais funda da piscina, que tinha mais ou menos um metro e oitenta de profundidade... Não achei o fundo, não achava a superfície... Para sobreviver, contudo, nadei como nunca havia feito ou aprendido antes! Saí desta situação trêmulo, molhado de água – e de outro líquido mais quente, amarelado... – porém ileso. (Viu só, que maneira eficiente de aprender a nadar?)

Os anos transcorreram lentamente. A crise econômica ainda perdurava, a Copa de 1966 foi vencida pelos ingleses, os Beatles faziam enorme sucesso, eu já sabia nadar, quando chegou o dia do questionamento da minha fé. Tudo isso veio com a seguinte decisão por parte dos dirigentes do seminário: *Aconselhamos você a nos deixar*. E esta foi toda a explicação que me deram sobre eu ter de deixar o local. Não havia remédio! A decisão foi tomada por eles em função do meu fraco aproveitamento e da previsão de um futuro inadequado para um representante de Deus na Terra. Um padre talvez não pudesse correr o risco de ser ineficiente na contagem do *rebanho*...

RIR É O MELHOR REMÉDIO

A melhor maneira de punir criminosos disléxicos é lhes dar *sentenças longas*!!!

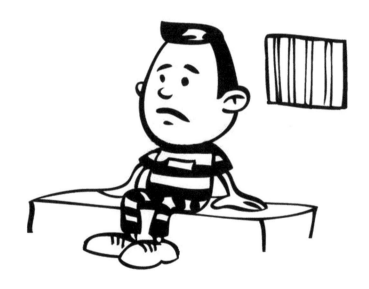

Capítulo 4

DE VOLTA AO MUNDO

> *A busca nos leva sempre para caminhos desconhecidos, por isso a chamam "busca". Se soubéssemos de tudo que aconteceria seria "certeza". A certeza nos dá uma falsa sensação de segurança. A busca, essa grande incógnita, oferece todas as possibilidades de crescimento.*

A notícia da minha saída do seminário foi uma total surpresa para mim. Um belo dia, minha mãe e a minha irmã mais nova de todas, porém mais velha do que eu, estavam na portaria para me buscar.

Arrumei as malas de novo, com a dislexia ainda na bagagem, e voltamos para a casa de onde eu havia saído alguns anos antes. Morávamos seis em uma casa de dois dormitórios, e os espaços eram limitados; tudo parecia pequeno e apertado. Logo no segundo dia de volta ao lar, eu já estava matriculado no curso ginasial do instituto local. Ingressei no meio do ano letivo, já com tarefas designadas e sendo chamado de *padreco* pelos colegas de sala de aula.

A primeira aula, matemática! Dessa vez, o professor era um *monstro*, só que com paramentos diferentes: ele não usava batina, mas mantinha o mesmo tipo de atitude. — Acho que esse e o frei G. estudaram na mesma escola, eu pensava.

Dessa vez, escolhi um lugar mais distante. Não queria correr o risco de alguém ler no meu livro. Já não me importava mais com o nome do autor, mas com a capa, sim, essa era interessante. Uma palavra estava escrita em letras enormes e ameaçadoras: **MATE... MÁTI... CA**. Separada e pausadamente, como uma morte lenta... E, para amenizar a impressão, lia-se em letras menores: *curso moderno*. Como se isso fosse fazer alguma diferença!...

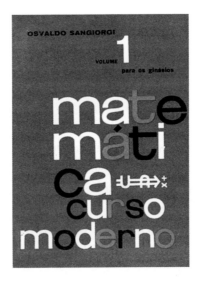

Confesso que me dediquei ao máximo: procurei ajuda entre os colegas de classe que entendiam bem todos aqueles números, fórmulas e equações e, como havia também arranjado um emprego no escritório de um advogado local, tinha algum tempo livre para me empenhar na decodificação daquele emaranhado de teoremas e em seu aprendizado.

Tentei compreender a questão das equações de primeiro grau, descobrir o valor do x e simplificar as frações para chegar a um resultado final. Eu já tinha inveja daqueles outros alunos que deslizavam nas ondas dos números, e desbravar os meios e métodos usados para que os enigmas tivessem sentido era mesmo o meu objetivo. Mas, queria fazer isso com segurança!

Com a volta para o mundo comum, foram necessários pequenos ajustes. Não havia mais tempo livre para meditação, retiro; não havia mais como me esconder. Era preciso enfrentar tudo o que surgia, e isso incluía o convívio social, o relacionamento familiar, um relacionamento amoroso etc. E, por falar em relacionamento amoroso, surgiu a necessidade de ter uma namorada, a primeira namorada! Ainda me lembro do seu nome. É uma pena que eu tenha causado nela um impacto um tanto quanto *estranho*. Como dizem em inglês: *I was hooked!* (Estava fisgado!). Isso significa viver a sensação de gostar tanto de algo, que corremos até o risco de virar um vício rapidamente, mas eu falava de utopias, falava de sonhos desconexos, de bobagens e me esquecia totalmente da presença dela. Não preciso dizer que foi uma experiência sofrível para a pobre garota, ainda que para mim tenha sido marcante, pois consegui me relacionar com o próximo, bem próximo, e senti os efeitos da troca de carícias. Quando veio a segunda namorada, foi mais fácil. Mas continuei mantendo meu segredo: eu guardava a sete chaves as incompetências acadêmicas, e as minhas notas eram um segredo absoluto.

Eu só me mostrava aos outros como achava que as pessoas gostariam de me ver. Nessa altura, a autoestima já estava bastante comprometida. (*Como era possível alguém da minha idade não conseguir entender números? Como poderia ser tão "burro"? Como poderia superar isso?*)

Nessa época, as dificuldades já haviam aumentado muito também. Era mais difícil escrever com letra cursiva e, ao mesmo tempo, manter certa clareza na caligrafia. Comecei a escrever em letra de imprensa, alegando – para quem perguntasse – que o texto ficava mais bonito, parecia mais moderno. A calculadora, além de companheira inseparável, servia também para escrever para as garotas coisas como **50738 50470 50738 50135, 01734**, os quais lidos de cabeça para baixo, se tornavam "**BELOS OLhOS BELOS SEIOS, hELIO**". Às vezes levava um tabefe delas; outras vezes provocava riso. Confesso que não era uma *cantada* das mais eficientes. Portanto, aprendam com meus erros e não façam a mesma coisa!

Havíamos entrado nos anos 1970. Então, compensava minha sensação de ser inadequado usando roupas extravagantes, cabelos compridos e aparência de um *hippie*. Só era bem-vinda a companhia dos amigos que não questionavam muito. As drogas que já circulavam naquela época eram drogas consideradas suaves para os padrões de hoje em dia, mas não deixavam de ser drogas. Experimentei maconha. Não era o que procurava, quero dizer, não ajudava em nada. Não gostei da experiência, porque me sentia mais fora de controle do que gostaria de estar e abandonei-a tão rapidamente quanto comecei.

Algumas vezes, bebia, ficava embriagado e achava que, pelo menos naquele curto espaço de tempo, podia esquecer uma preocupação constante: *agradar* e *inserir*-me.

Certa vez, comecei a beber vinho na companhia de alguns amigos. Imagino que devo ter bebido menos da metade de uma garrafa, mas já ficara completamente embriagado. Não consigo me lembrar de como cheguei em casa, mas me recordo de que, quando cheguei, ao ver-me bêbado, meu pai me surrou com tanta violência, que mesmo anestesiado pelo efeito do álcool, senti muitas dores. Até hoje não consigo beber vinho. Um gole é o suficiente para que algo em minha memória celular me alerte de que pode haver perigo depois do vinho!

Começavam os anos da rebeldia. A adolescência, por si só, já é difícil, imaginem então com tantos *complicadores*. Durante estes anos difíceis, tive alguém que me ajudou muito: o advogado para quem trabalhava conversava muito comigo. Quando tinha algum tempo, me explicava coisas que meus pais é que deveriam falar, e isso amenizava as dificuldades, mas não identificava as causas. (Sem saber das causas, como poderia resolver os problemas?)

A luta na escola continuava, e eu sentia que perdia uma batalha após outra. O desinteresse sempre tomava conta e, por mais de uma vez, abandonei o ano letivo, para retornar mais tarde no início do outro ano, na esperança de que fosse ser diferente. Meus amigos de antes já estavam agora bem mais adiantados, alguns deles até próximos do final do Ensino Médio, então o Segundo Grau. E eu, ainda ali, esperando e torcendo pelos atalhos que não conseguia mais usar. A demanda era maior nesse nível educacional e, com tal pressão, ficava cada vez mais difícil encontrar estratégias para superar os obstáculos.

Depois de haver terminado o serviço militar obrigatório, já com alguma experiência em relacionamentos amorosos e sem expectativa alguma de vida na cidade onde morava, resolvi deixar tudo e me mudar para uma cidade maior.

Nunca mais voltei a morar na cidade onde havia nascido e vivido antes e depois do seminário...

RIR É O MELHOR REMÉDIO

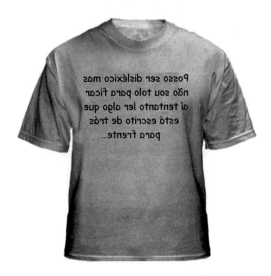

Capítulo 5
LONGE DE CASA

> *Não importa a distância; sempre levamos os problemas conosco. O que muda é a perspectiva. Não procuramos soluções, pois, se vamos sofrer, que seja numa cama de ouro, na ilusão de que isso minimize o impacto. Melhor sofrer no paraíso do que ser feliz num martírio constante. Percebem por que a distância não importa?*

O primeiro emprego longe de casa, em uma cidade chamada Araçatuba, foi como chefe de escritório em uma loja de departamentos. Morava em uma pensão, dividindo o quarto com mais pessoas, e vivia praticamente para o trabalho, sem pensar em voltar a estudar. O trabalho era bastante agradável, não fosse pela supervisão e o fechamento do caixa diário, do qual dependia o futuro da filial, o emprego dos outros funcionários e o meu próprio. (*Por que será que, às vezes, nos deparamos com aquelas coisas que mais tentamos evitar?...*)

O fechamento do movimento diário implicava a disposição exata, em colunas e espaços, dos valores das vendas diárias mais as vendas acumuladas da semana e do mês. Números, números e mais números, uma sequência infindável de contas e cálculos da porcentagem de comissão sobre as vendas dos funcionários. E, ainda por cima, a conferência do fechamento de todo o movimento diário do caixa. Sem espaço para erros ou diferenças. (*Aprender com os erros*, eu pensava sempre. *Uma hora dessas vou dominar este "monstro". Eu vou conseguir!*). Nove meses mais tarde estava desempregado.

Mudei para uma cidade maior e mais distante ainda: Ribeirão Preto. Apesar de todos os meus esforços, não conseguia deixar a bagagem da dislexia para trás. Ela vinha sempre comigo. E cada vez mais pesada... De tão pesada, parecia que tinha apanhado chuva e se encharcado!

Nessa cidade maior e mais longínqua, fui morar na casa de uma das minhas irmãs, que havia se casado e mudado para lá alguns anos antes. Eu já havia deixado minha cidade natal e a família, portanto voltar agora para o convívio com uma das minhas irmãs não foi a melhor alternativa. Algum tempo depois me mudava para uma pensão na mesma cidade. Ainda não havia conseguido um emprego seguro, mas trabalhava informalmente com vendas de livros, de carnês e planos, de fundos de investimento etc...

Uma das coisas mais dolorosas na questão dos números é que as despesas que fazemos são representadas por eles e que esses números se traduzem em dinheiro. Logo, quanto maior a quantidade de números nas despesas, maiores as dívidas; quanto maior a dívida, mais difícil fica conseguir a quantia exata do dinheiro necessário para um eliminar o outro. Acho que estou dando voltas ao redor do ponto central, portanto, vamos deixar tudo bem claro: estava endividado, sem probabilidade alguma de conseguir dinheiro... E ainda continuava disléxico!

Mais uma confissão sincera: havia chegado a um ponto da minha vida em que nada parecia indicar um caminho para a *luz no final do túnel*. O pensamento de me encaminhar para um lugar sem retorno, sem bagagem, para onde nem mesmo a dislexia me acompanharia cruzou minha mente várias vezes. Mas, como a fome que passava não me deixava pensar nos detalhes para levar a cabo tal empreitada, decidi voltar a estudar. Mesmo sem dinheiro e sem emprego, resolvi me matricular na universidade. Logo depois arranjei trabalho em uma área que ficou marcada na minha vida. Comecei a trabalhar como atendente numa empresa aérea.

Durante o dia, emitia passagens aéreas, fazia cálculos de tarifas aéreas que – por incrível que pareça – dominei sem dificuldade alguma e estudava à noite. Adorava meu trabalho! Recebi conjuntos de uniforme, andava limpo e já podia me dar ao luxo de saborear uma alimentação mais substanciosa. Aos poucos fui pagando as dívidas acumuladas, tinha dificuldades para manter em dia as mensalidades da escola, mas *levava* a vida.

Ainda encontrava problemas para manter um relacionamento... Acho, mesmo, que não me entregava totalmente. Talvez até esperasse receber mais do que contribuir. E, assim, com o tempo, aprendi que a pergunta certa quando se inicia um relacionamento é: *Com o que posso contribuir para este relacionamento?* e não: *O que posso retirar dele?*.

Permaneci no emprego por quase um ano inteiro, o que – para mim – era um feito e tanto! Mais uma vez, porém, decidi que a melhor maneira de amenizar as coisas era mudar de ares. Na época, um conhecido me fez uma oferta de trabalho em uma cidade maior em outro Estado. Já estava pensando mesmo em mudar, portanto, a oferta veio em uma boa hora. Mais uma vez, malas, bagagem, mudanças... E a dislexia a bordo. Essa nova cidade grande, Vitória, capital de um Estado à beira-mar, era mais quente e mais tumultuada. Mil estímulos ao mesmo tempo, o que, para um disléxico, principalmente caso demonstre alguma tendência hiperativa de comportamento, pode ser ótimo. Esse era o meu caso: a mil por hora! A parceria com o tal conhecido não durou muito. Acabei desempregado por algum tempo, até que novamente consegui um emprego em uma filial da mesma empresa aérea da cidade anterior. Enquanto deixava as promessas do tal conhecido e procurava outro emprego, comecei a namorar. Aventurei-me novamente em um romance que não durou muito.

Alguns anos depois, indo de um relacionamento para outro e depois de vários empregos na mesma área, surgiu uma oportunidade de mudar para mais longe ainda. Eu agora me lançava ao desconhecido total. Mais longe, mais longe ainda, do outro lado do mundo, quase perto do infinito... Estava me mudando para a Austrália.

RIR É O MELHOR REMÉDIO

Uma verdadeira pérola...

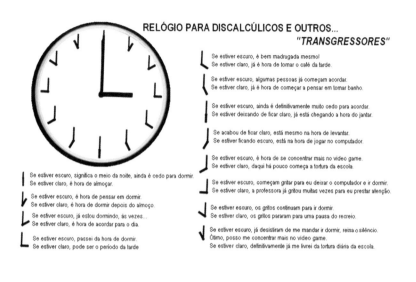

RELÓGIO PARA DISCALCÚLICOS E OUTROS...
"TRANSGRESSORES"

- Se estiver escuro, é bem madrugada mesmo!
  Se estiver claro, já é hora de tomar o café da tarde.

- Se estiver escuro, algumas pessoas já começam acordar.
  Se estiver claro, já é hora de começar a pensar em tomar banho.

- Se estiver escuro, ainda é definitivamente muito cedo para acordar.
  Se estiver deixando de ficar claro, já está chegando a hora do jantar.

- Se acabou de ficar claro, está mesmo na hora de levantar.
  Se estiver ficando escuro, está na hora de jogar no computador.

- Se estiver escuro, é hora de se concentrar mais no video game.
  Se estiver claro, daqui há pouco começa a tortura da escola.

- Se estiver escuro, começam gritar para eu deixar o computador e ir dormir.
  Se estiver claro, a professora já gritou muitas vezes para eu prestar atenção.

- Se estiver escuro, os gritos continuam para ir dormir.
  Se estiver claro, os gritos pararam para uma pausa do recreio.

- Se estiver escuro, já desistiram de me mandar ir dormir, reina o silêncio.
  Ótimo, posso me concentrar mais no video game.
  Se estiver claro, definitivamente já me livrei da tortura diária da escola.

- Se estiver escuro, significa o meio da noite, ainda é cedo para dormir.
  Se estiver claro, é hora de almoçar.

- Se estiver escuro, é hora de pensar em dormir.
  Se estiver claro, é hora de dormir depois do almoço.

- Se estiver escuro, já estou dormindo, às vezes...
  Se estiver claro, é hora de acordar para o dia.

- Se estiver escuro, passei da hora de dormir.
  Se estiver claro, pode ser o período da tarde

Capítulo 6

DO OUTRO LADO DO MUNDO

O mundo já é redondo para nos ensinar que num círculo o ponto de partida é também o ponto de chegada... Às vezes, nossas soluções estão nas decisões que mais resistimos e evitamos.

Chegamos, agora, a um estágio da minha vida no qual as coisas aconteciam de maneira bizarra. Em outro país, imerso em outra cultura e falando outra língua, as coisas tinham de melhorar, eu pensava. Continuava tentando mudar e dominar a situação que havia me atormentado por toda a vida até ali. Era superação, o que eu procurava. Infelizmente, anos mais tarde, descobri que fora mais uma luta infrutífera...

Aqui, preciso fazer uma pausa, abrir parênteses e voltar aos tempos atuais para alguns esclarecimentos: *discalculia* é uma palavra realmente ameaçadora. A maioria das pessoas sabe disso e sabe também que o termo tem a ver com dificuldades relacionadas com competência matemática. Mas este distúrbio engloba muito mais que a simples ineficiência neste campo do saber. Enquanto a palavra *dislexia* é tão comum, que todo mundo sabe o que é e, por isso, os problemas com leitura e escrita recebem toda a atenção, o que dizer dos problemas com a matemática? São somente o resultado da *ansiedade* gerada por essa disciplina ou existe alguma causa real por trás de tudo isso? O que, afinal, é discalculia?

Discalculia é um termo que significa literalmente "dificuldade específica de aprendizado em matemática". A seguir, veja uma lista dos sintomas característicos da discalculia:

- Habilidades mentais deficientes em relação à matemática.
- Inconsistências nas computações básicas de adição, multiplicação, divisão e subtração.
- Dificuldade para entender sistema monetário e conceitos de crédito.
- Falha no entendimento de que as pequenas coisas devem ser levadas em consideração, principalmente em termos de pequenos débitos e pequenos pagamentos.
- Há uma tendência muito grande de o portador deste transtorno fazer inversões na adição de números, substituições, transposições (isso é semelhante à dislexia; a diferença é que o fato se dá com números, nestes casos).
- Dificuldade de identificar os erros.
- Às vezes, o discalcúlico consegue ler bem, escrever e se dar bem em outras matérias, mas não consegue entender conceitos matemáticos.
- Possibilidade de sair-se muito bem em testes e provas de diversas áreas, mas totalmente mal em matemática.

Gostaria de apresentar o depoimento de uma estudante do ensino médio que li recentemente, e que expressa bem tudo pelo que passei também:

Pode rir à vontade, eu fui piada por muitos anos (e ainda sou) por conta disso. E antes fosse só por isso. Quando aprendi a dirigir, o instrutor da autoescola me mandava virar à direita, mas me dava um "branco" e eu ficava dançando com o volante, sem saber para onde ir. Isso porque, dirigindo, não tinha agilidade para "escrever no ar" para lembrar qual é a mão direita. Só assim eu sei qual lado é qual. Relógio, para mim, só digital e no esquema AM e PM. Porque, se eu estiver desatenta e o relógio mostrar 16:30, eu vou falar "seis e meia". Quinhentos metros e um quilômetro, para mim, são a mesma coisa. Também não me pergunte o tamanho de nada, porque eu fiz questão de decorar só o meu, para afirmar que não sou anã. Por treze centímetros e MEIO. Se um dia o professor começar a calcular algo em voz alta na minha frente e eu estiver prestando atenção, é fingimento. Eu já parei de ouvir no primeiro número e estou pensando em algo completamente diferente. Se eu disser que está vindo um ventinho noroeste, seja legal e não me peça para apontar. Eu, que sempre fui a melhor aluna da sala, vacilei no segundo ano do colegial e me reprovei. Detalhe: fui reprovada em todas as matérias de exatas e passei com nota máxima em todas as outras. O diretor disse que não podia me ajudar, porque eu não era burra; era folgada. Bem, Senhor Diretor, com todo respeito, folgada é a senhora sua mãe.

Com isso, você já deve ter uma ideia geral do que eu encontrei pela frente em uma terra distante. Esse problema é mais frustrante do que qualquer outra dificuldade para o aprendizado, pois muitas vezes eu me saía bem em outras áreas que não a matemática, igualzinho à estudante em seu relato.

Como, do outro lado do mundo, a minha língua oficial era o inglês, esta era uma expressão que eu repetia mentalmente milhões de vezes: *Try harder* (Se esforce mais).

Voltemos ao foco, então: em tese, o despertar em outro país, longe de tudo, deveria ser como ter deixado para trás um passado de sofrimento, humilhações e privações. No entanto, mais uma vez descobriria que isso era uma doce ilusão...

Canberra, a capital da Austrália, cidade para onde fui, tinha 75 mil habitantes na época. Dependendo do ponto de vista, era considerada razoavelmente grande ou razoavelmente pequena. Um plano urbano absolutamente fantástico, no qual tudo funcionava bem: o sistema de transporte público, a infraestrutura de serviços, hospitais, supermercados, escolas, tudo perto, não importava em que parte da cidade – no norte, no centro ou na parte sul da cidade – onde a pessoa morasse; um plano diretor para deixar rubras as faces de muitos planejadores que conheço por aqui. A sinalização nas ruas era clara e não deixava margens para qualquer dupla interpretação, não havendo necessidade de decodificar muita coisa. Tudo já parecia *digerido* para os habitantes.

Logo que foi possível, cuidei da regulamentação da documentação de estadia junto aos órgãos competentes de imigração. Afinal, eu não estava me mudando ilegalmente. Chegara ao país com visto de permanência e tudo mais... Providências tomadas, protocolos satisfeitos, eu era agora um morador de outro mundo, com visto de residência permanente e a possibilidade de me tornar cidadão oficial do país após dois anos. Por causa da legalidade de minha permanência, podia acessar também todos os serviços disponíveis aos cidadãos locais.

As primeiras providências quando em terra estranha são *tomar pé* da situação, conhecer os arredores e se certificar das possibilidades de se misturar à multidão. Sendo assim, aprender a língua foi minha primeira investida numa tentativa de *me inserir*.

O curso de inglês que frequentei merece um capítulo inteiro. Nunca em minha existência encontraria palavras para descrever em detalhes a eficiência do curso oferecido pelo governo aos imigrantes recém-chegados. As aulas começavam às oito e meia da manhã. Às oito e meia: nem um segundo adiantado ou atrasado. Às doze horas, fazíamos um intervalo de trinta minutos para um lanche no almoço e voltávamos para uma tarde longa, até as dezessete horas e trinta minutos. Em nossa turma tínhamos alunos de todas as idades e de muitos outros países. Assim, enquanto aprendia inglês, ouvia expressões em outras línguas e acabei aprendendo-as também. Por estar no país legalmente, também tinha direito a um subsídio do governo para as despesas, além de um salário-desemprego. O curso durou um ano inteiro, de segunda à sexta-feira, sem feriados nem dias santos. (*E que ótimo! Não precisava pensar em números, a não ser para aprendê-los em outra língua. Não fazia cálculos e nem resolvia problemas matemáticos. Uma maravilha!*) Aprendi a língua inglesa muito bem, e em poucos meses, já me aventurava em pequenos diálogos. No final do curso já falava com fluência e, hoje em dia, ainda penso primeiro em inglês. Afinal, foram mais de vinte anos de residência naquele país distante!

Logo que terminei o curso, consegui um emprego temporário em uma empresa aérea. Era para substituir uma funcionária que estava em licença-maternidade. Fiquei dois meses, não tive problemas e, ao sair deste emprego, ou melhor, desta empresa aérea, passei para outra maior, a Qantas, e fiquei feliz no trabalho por um ano inteiro.

Durante esse tempo de trabalho fiz cursos específicos, já em inglês, sobre procedimentos de reservas, emissões e controles de viagens aéreas. Em um dos cursos, com duração intensiva de quatro semanas, em uma turma de 35 funcionários, obtive um aproveitamento de 95%! (Apesar de não entender bem de porcentagem, sei que 95 é quase cem e que cem é bastante bom...). Para mim isso representou uma grande vitória.

Para não falar somente de problemas, devo dizer que estes anos iniciais foram os mais felizes da minha vida. É claro... Eu estava longe dos números e dos cálculos, não é?

Este período de calmaria de vida foi uma espécie de folga para meu organismo que, apesar disso, começou a desenvolver um quadro sintomático de gastrite aguda, dores fortes e princípio de sangramento. O diagnóstico oficial foi implacável: úlcera duodenal! Fui medicado, mas o tratamento parecia não surtir o efeito desejado, e a dores persistiam. O quadro piorava cada vez mais. E foi aí que um médico me convidou para participar, como *cobaia*, de um experimento para tratamento de úlcera que estava sendo desenvolvido por dois outros médicos australianos. Tratava-se do isolamento de uma bactéria responsável pelo contínuo sofrimento do paciente, a H--Pylori, uma vilã do estômago. Fiz o tratamento e nunca mais senti dores estomacais. Se o leitor estiver confuso e se perguntando por que alguém falaria sobre úlceras, quando o propósito maior é comentar as experiências de uma vida com dislexia, ora... É simples: a úlcera foi, na realidade, um alerta da saturação de todo estresse emocional acumulado ao longo dos anos.

Depois de perder o trabalho na Qantas, fiquei desempregado por um período de longos meses. Recebia salário-desemprego, mas não podia desfrutar de uma vida de conforto, tendo que regrar despesas e outras necessidades. Na época, estava casado, o que tornava as coisas mais difíceis ainda. O governo federal australiano disponibilizava um concurso nacional anual para todas as pessoas que quisessem ingressar no serviço público e foi nesse período de desemprego que prestei um concurso específico para ingressar no quadro dos correios. Eu ainda não era elegível para outros cargos, pois não tinha a cidadania oficial. Mas, para os correios, eu podia tentar. Em um concurso com mais de três mil pessoas inscritas, eu passei em quarto lugar! (Ótimo, não? Eu fiquei *nas nuvens*. Não somente porque passara, mas também porque sentia que finalmente havia vencido o *monstro*.)

Não demorou muito tempo antes de eu ser chamado para assumir um posto em uma agência no *shopping center* do lado norte (eu morava no sul) da cidade. Lembra-se do trabalho como chefe de escritório, lá atrás?... Pois bem, lá estava eu novamente lidando com uma quantidade infindável de números. Fazia cálculos, planilhas, estimativas, porcentagem... Números e números... Mas como nos correios existem muitas variáveis em termos de cargos, logo pedi transferência para um setor de manuseio de correspondência. O ambiente era o mesmo de uma grande fábrica, e eu podia me perder entre os funcionários, fazer meu trabalho despercebidamente.

Fiquei neste emprego alguns anos. Pedi transferência para uma cidade do outro lado do país, Perth, a 6 mil quilômetros de distância de onde morava. A bagagem continuava reservando um espaço para a dislexia, e ela foi comigo, novamente. Nessas alturas eu já era cidadão oficial do país que havia escolhido como nova pátria, mas, apesar de muitas tentativas, não conseguia entrar para o serviço público federal. Concurso após concurso e nada.

Vivendo, agora, mais longe ainda no país longínquo em que já morava, a vida foi diferente do que imaginava: a cidade para qual havia me mudado era bem maior, cerca de 1 milhão de habitantes e sofri um pouco de discriminação por vir de um estado do lado leste do país, além de ser também um imigrante. Pessoal e secretamente, eu acrescentava ainda o fato de ter dificuldade com números, cálculos e outros assuntos relacionados. Não preciso dizer que tudo isso colocava uma enorme carga negativa na minha autoestima. E a depressão foi uma questão de tempo... Os mesmos pensamentos de muitos anos atrás voltavam a me rondar. Pensamentos que não edificariam, mas sim terminariam, o que, em minha opinião, era uma vida infrutífera e sem propósito. Uma vida de fugas, esquivas e esconderijos.

Como, até esse momento, não tinha aceitado a possibilidade de ter que viver com esta situação, a luta para uma superação era ainda bastante intensa. Nem cogitava uma maneira de usar as *ferramentas* que tinha, mesmo porque eu as via como defeituosas. E foi assim, então, que comecei a pensar em buscar algum tipo de *ajuda dos céus*. Depois de começar a prestar mais atenção aos sonhos que tinha quando dormia, achei que seria possível alguma explicação para um sonho em especial.

Durante muitos anos, tive um sonho recorrente: identificava como sendo algo que acontecia em uma mesma cidade, algumas vezes no centro, outras vezes nos arredores, mas sempre com uma mesma pessoa em todos estes sonhos. Era um senhor, vestido de branco, com chapéu branco e portando uma bengala. Procurei alguma informação em livros, lendo tudo que podia sobre interpretações e significados de sonhos, até que um dia encontrei algo interessante em um dos livros: regressão hipnótica...

RIR É O MELHOR REMÉDIO

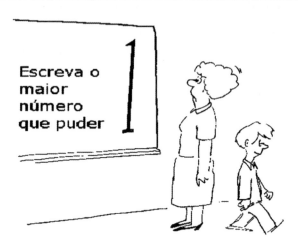

Capítulo 7

DOMANDO O *MONSTRO*

> *A decisão certa nunca está nessa ou naquela alternativa. Quando tomamos uma decisão, qualquer que seja o resultado, temos o poder de transformá-la na resultante apropriada. Siga sempre sua intuição; seus recursos internos farão a transformação e você acabará encontrando o caminho do meio.*

Na mente da maioria das pessoas, a hipnoterapia está associada principalmente ao controle do tabagismo e à perda de peso. Isso, contudo, é somente a ponta do *iceberg*. A hipnoterapia tem provado ser bastante eficiente para uma gama bastante ampla de problemas, de ansiedade, depressão, tensão e fobias até asma, eczema, psoríase etc.

No primeiro livro que li sobre o tema, a dedicatória dizia: *Este livro é dedicado a todas aquelas pessoas que, por culpa de algo além de suas vontades próprias, são forçadas ao sofrimento e desconforto, acreditando que não conseguem alívio para suas condições, quando na realidade a superação do problema é possível.*

Antes de falar sobre hipnose, vamos falar brevemente sobre o cérebro. Esta é uma questão que tem preocupado a humanidade desde tempos idos. Até agora, não temos uma resposta realmente concreta, pois aprendemos muito sobre vários aspectos das atividades do cérebro, mas, mesmo assim, ainda nem conseguimos arranhar a superfície desta grande incógnita. Algumas tentativas são continuamente feitas por psicólogos e psiquiatras para oferecer explicações para nosso comportamento em termos daquilo que parece acontecer no cérebro. Mas, o cérebro é um órgão tão complexo, que tais explicações raramente acontecem sem levantar uma corrente contrária. Em algumas situações parece que temos as respostas para uma das muitas questões envolvidas em dado problema, mas, de repente, os pesquisadores descobrem algo novo que imediatamente destrói aquelas respostas anteriores. Então, são oferecidas novas respostas que acomodam as novas descobertas. Este parece ser o objetivo das pesquisas: aceitar uma ideia só até ela ser descartada. À medida que este processo continua, cada ideia sucessora é uma versão melhorada da predecessora. Levando isso em consideração, podemos chegar à conclusão lógica de que a ideia final na cadeia de ideias deveria ser a verdade. Confusos? Eu também fiquei... Por isso, como não conseguia encontrar esta verdade, fui lançar mão daquilo que funcionava para mim. (*Quando nada mais parece funcionar, agarre firme seu amuleto da sorte ou seu urso de pelúcia!*)

  A hipnose me ajudou a, em um estado mental de total relaxamento, perceber os menores detalhes de um enorme entalhe. Era como se me colocasse mais próximo da obra em exibição. Percebia detalhes, sentia a *textura das sensações* do comportamento disléxico. Eu conseguia visualizar situações sob outra ótica. Foi a realização de poder perceber como eu realmente era.

Acho que este foi o primeiro passo para minha superação: a compreensão da condição, ainda sem nome, do meu comportamento. Imagino que, para muitas outras pessoas, este entendimento tenha sido mais fácil. Até mesmo para outros disléxicos, discalcúlicos, pessoas com TDAH, TOC etc., essa realização é realmente o primeiro passo. No meu caso, recorri à hipnoterapia e funcionou. Porém, pode não ser o caso para outras pessoas. Ainda sem nome para o *monstro*, meu comportamento mudou de uma condição de luta para uma de total aceitação. Não que eu tenha sentido que perdera a batalha. Não! Eu, agora, mudava a escala da minha autoestima de negativa para positiva. Comecei a perceber meus pontos fortes. Subitamente o copo passou de meio vazio para meio cheio. *Uma mudança e tanto*, pensei.

Continuei participando de sessões de hipnoterapia. O terapeuta era uma pessoa incrível e, uma vez, arriscamos uma regressão hipnótica. A experiência foi fantástica! Não só me aprofundei na autocompreensão como também descobri potenciais encobertos por tantos anos de autopiedade, raiva, ansiedade, depressão e amargura. Deste ponto em diante, comecei a mudar a visão do mundo ao meu redor. Acho mesmo que era mais uma questão de *sair do próprio umbigo* e ver o próximo. O trabalho em Perth, a cidade de um milhão de habitantes, durou por um ano inteiro. No ano seguinte retornei para Canberra.

Finalmente, ingressei no serviço público local e comecei trabalhando na área de preservação ambiental. Poderia dizer, em poucas palavras, que eu era uma espécie de lixeiro. (Não tenho absolutamente nada contra lixeiros!). Enquanto estava no serviço público, fiz diversos cursos em minha área de atuação: ciências ambientais, relações interpessoais, psicologia de aconselhamento e tanatologia. Porém ainda nada que tivesse a ver com números.

Mas, voltando ao primeiro emprego como servidor público local: o trabalho era externo, andávamos o dia todo pela cidade inteira sete dias por semana e, às vezes, fazia um turno que começava às 6 da manhã, acordando antes de a cidade despertar. Numa dessas ocasiões, presenciei a queda de uma senhora de meia-idade em frente a um *shopping center*. Ela havia tropeçado, ou melhor, enroscado o pé direito em uma dessas resistentes fitas de plástico que são usadas em embalagens. A queda foi trágica para ela, pois, mais tarde, soube que havia fraturado o punho, o que, em sua idade, seria um trabalho árduo até a recuperação. Por haver presenciado a cena, fui juridicamente envolvido. A senhora processou o infrator – um proprietário de uma banca de revistas – que havia descartado, inadvertidamente, a tal fita. "Negligência!", disseram na Corte de Leis, algo semelhante a um tribunal. Com meu depoimento, a senhora conseguiu provar legalmente a tal negligência, e o proprietário foi condenado a pagar indenização. Recebi uma carta de agradecimento e elogio pelo meu desempenho no tribunal. Eu havia mantido um diário, descrevendo todos os detalhes do incidente, com datas e horários, e até os diálogos que havia mantido com as partes. Fiquei orgulhoso de ter feito alguma coisa para ajudar a minimizar a dor de alguém.

Como já havia comparecido a uma corte de leis num país que ainda não era de todo familiar pela primeira vez, a segunda vez que me envolvi em algo mais sério, o impacto foi menor: fui convocado para participar de um corpo de jurados. O sorteio oficial é feito por uma lista de cidadãos que se registram para votar. É como a lista dos portadores de títulos de eleitores; pessoas elegíveis para votar. Nessa empreitada, eu e mais onze pessoas ficávamos isolados em uma sala até que éramos chamados para sentar na tribuna do júri. O caso era apresentado, as acusações e as manifestações de defesa eram feitas e nós nos recolhíamos a uma sala secreta para decidir e chegar a um veredito. Recordo que este caso, em especial, era o de um rapaz de uns 30 anos que havia cometido crime de fraude. Segundo as acusações, ele havia deixado de pagar dívidas, recolher impostos etc. Na defesa, seu advogado alegava (e apresentava provas) que o acusado sofria com certa dificuldade de *controle executivo*. "Estranho", pensei, "isso me parece algo familiar"... E era! Pelos depoimentos apresentados, o tal rapaz era um caso típico de discalculia, nome que eu ainda não conhecia. Na sala onde os membros do júri se reúnem secretamente, você como participante tem o direito de manifestar sua opinião. E foi isso que fiz. Não isentava o rapaz dos atos criminosos. Mas expressei minha opinião sobre a empatia que sentia em relação à sua conduta. Sua condição era uma velha conhecida minha... Acho que minha opinião influenciou, pois o rapaz não foi condenado, como havia sido proposto inicialmente pela acusação. Ele foi responsabilizado pelos seus atos, porém teria que participar de um programa de tratamento para se livrar da prisão. E foi isso que aconteceu. O rapaz passou pelo tratamento em liberdade. Hoje, quando penso nesta história, fico muito curioso para saber que tipo de tratamento ele teria recebido.

Lembram que estudei alguma coisa sobre *tanatologia*? Entender um pouco sobre o que é tanatologia vai fornecer um plano de fundo para explicar outra atividade em que me envolvi: **tanatologia** é o estudo acadêmico, científico, da morte dos seres humanos. Ela investiga os fenômenos da morte, suas causas e efeitos. Investiga também as circunstâncias que envolvem a morte de uma pessoa, o luto vivenciado pelos entes queridos e as diversas atitudes sociais em relação à morte, tais como rituais e memorialização. Ela é primariamente um estudo interdisciplinar, frequentemente adotado por profissionais na área de psicologia, sociologia, psiquiatria, serviço social e enfermagem, e é oferecido como um curso de extensão em muitos cursos de artes. A tanatologia descreve mudanças físicas que acontecem no corpo na morte e no período pós-morte. Na maioria dos casos, a tanatologia é estudada como um meio de fornecer cuidado paliativo aos indivíduos terminais e seus familiares. Entretanto, a tanatologia não explora diretamente o significado da vida e da morte.

Eu havia feito bons amigos no serviço público, e um deles me convidou para um trabalho temporário no período noturno. Era em um lugar chamado *morgue,* um necrotério isolado, independente de qualquer vínculo com um hospital específico. Mas, também, não é exatamente o Instituto Médico Legal, sendo simplesmente um lugar onde são feitas necropsias e se prepara o corpo para o funeral, para cremação etc. Quando há suspeita na morte de determinada pessoa, então os legistas são convocados. Meu trabalho era auxiliar o Victor, um amigo, com a limpeza e preparação dos corpos. Como a morte foi um assunto que sempre me fascinou, enquanto ajudava o Victor, silenciosamente meditava sobre a vida daquela pessoa que havia ocupado o corpo em que trabalhávamos, imaginando como teria sido, quem foram seus pais, seus amigos, como se relacionara com os outros, como reagira quando estava feliz, quando estava triste... Às vezes eram acidentes, às vezes mortes naturais, outras vezes crianças, mas sempre com o mesmo semblante. Diante de algumas situações, comecei a perceber que ser disléxico e discalcúlico era uma bênção. Eu era disléxico... E daí? Eu estava vivo! Meu semblante expressava vida, energia, luminosidade, vigor e um desejo muito grande de aliviar a dor daqueles que haviam perdido um ente querido. (Entenderam, então, por que a tanatologia?)

Esses *insights* foram importantes na minha vida. Além de ler muitos livros avidamente e pesquisar sobre muitas coisas, ainda evitava os números com a mesma intensidade. Com todo este material, fui conhecendo os sintomas da dislexia e agora já existia um nome para o *monstro* domado. Mas este segredo ainda continuava guardado bem junto ao peito...

Depois de anos de trabalho, recebi do serviço público o que seria semelhante a uma aposentadoria precoce, com incentivos e tudo mais. Isso era para *abrir caminho* para os mais jovens, que subiriam na escala profissional. Eu já estava com quase 40 anos de idade!

Como mencionei anteriormente, minha busca por uma resposta me levou à hipnoterapia, à leitura de muitos livros e à realização de potenciais adormecidos que serviram de base para uma vida voltada à introspecção. Transformei-me numa pessoa com muita fé, e valores de bondade de coração, compaixão e quietude me abriam espaços para compreensão e aceitação de quem eu realmente era. Os números, entretanto, ainda me assombravam.

Depois de ter deixado o serviço público, fiz um curso de direção defensiva, primeiros socorros e boas maneiras. Consegui um emprego como motorista em uma empresa de táxi. O serviço de táxi era personalizado, com carros que tinham ar-condicionado, ar quente, computadores de bordo, TV, sistema de GPS e motoristas com formação profissional para o atendimento de políticos, pois morávamos na capital do país. Atendíamos os parlamentares, que lá são considerados como os verdadeiros representantes da população, oferecendo um serviço de total segurança e estabilidade, para que desempenhassem bem seus trabalhos no Parlamento Federal.

Não havia troca de dinheiro em espécie quando trabalhávamos com as autoridades políticas, mas quando o Parlamento estava em recesso, atendíamos à população com serviço normal de táxi. E, nessas ocasiões, lidávamos com dinheiro... Tínhamos que dar o troco etc. Depois de haver trabalhado alguns meses, percebi que não estava captando todo o numerário que havia registrado como pagamento das corridas. *Algo está errado,* pensei. Tentei prestar atenção, mas não descobria a causa da evasão do dinheiro. Comprei um desses pequenos gravadores com fitas K7 de longa duração, deixava-o ligado o tempo todo e sempre que tinha de fazer uma transação envolvendo dinheiro e dar troco, recitava toda a transação em voz alta. Logo descobri a causa da perda financeira. Eu recebia uma nota de 10 dólares para um pagamento de 5 dólares e 50 centavos, por exemplo. Ouvia na gravação "Cinco dólares e cinquenta centavos de 10 dólares". Apanhava uma moeda de 10 centavos e começa contando, cinco e sessenta, mais uma moeda de vinte centavos, contava cinco e oitenta, e aí sucessivamente, seis, sete, oito, nove, dez, quinze, vinte dólares. A memória de curto prazo tem sua parcela de participação nos quadros de sintomas de dislexia e discalculia... Eu recebia uma nota de dez para pagar o valor de cinco e cinquenta, mas devolvia o troco correspondente ao pagamento de uma nota de vinte! Não precisava ser um gênio para saber que não acrescentava ao numerário. Quando percebi que este era o *ladrão* do pote de ouro, imediatamente adotei o uso constante de uma calculadora. Vocês perguntariam por que não pensei nisso antes. É que não havia detectado a fonte do erro. Para surpresa dos passageiros, sempre que havia a necessidade de voltar troco, não importava o valor, lá estava eu de calculadora em punho. Afinal, era meu dinheiro, minha dislexia e minha vida! (Eu sou discalcúlico, mas não sou estúpido!...)

Depois de algum tempo, aperfeiçoei ainda mais minhas atividades. Usava uma dessas calculadoras com rolo de papel. Era pequena e portátil, mostrando impresso tudo que havia feito. Pronto! Fim da linha para o *ladrão* da minha féria do dia.

Continuando na minha escalada de descobertas, fiz um curso específico para treinador de futebol. Pasmem: fui treinador oficial de times de futebol de salão e de campo durante vários anos, conquistei campeonatos e difundi o futebol de salão em um país onde isso era considerado impossível, pois as febres nacionais são os jogos de *cricket* ou *rugby*. Como podem perceber, estava no novo caminho pós-descoberta. E nele eu desfrutava das alegrias até nas pequenas conquistas.

Havia chegado à conclusão de que se quisesse começar a viver minha vida, tinha de fazer exatamente isso – começar a viver a MINHA vida em vez de viver a vida que as outras pessoas – isso incluía todos ao meu redor – esperavam que eu vivesse. Lembro-me muito bem de certa vez ter ouvido algo em uma peça de William Shakespeare que assisti, Hamlet: *...Acima de tudo sê fiel a ti mesmo. Disso se segue, como a noite ao dia. Que não podes ser falso com ninguém.*

Ainda trabalhando como motorista, agora no período noturno, a vida ficou mais calma. Entre um atendimento e outro continuava lendo e estudando com afinco sobre diversas variáveis existenciais: psicologia, saúde mental, distúrbios de comportamento, dificuldades de aprendizagem, crianças índigo, TDAH etc. Não sabia na época, mas, intuitivamente, me preparava para mais uma grande mudança de vida.

Na terça-feira, dia 11 de setembro de 2001, já de noite onde morava e ainda de manhã nos Estados Unidos, pela TV do carro assisti ao vivo o drama que abalou o mundo. Fiquei, como todos que assistiam, horrorizado com tamanha crueldade humana. Algo em meu íntimo pulsava mais que as batidas do meu coração. Naquele instante, por alguma razão, decidi que retornaria ao Brasil, o país onde nascera e que havia deixado há quase vinte anos, nesse tempo todo retornado somente uma vez, para uma breve visita quando meu pai falecera...

RIR É O MELHOR REMÉDIO

Veja, a seguir, instruções para pais com problemas de memória e atenção receberem logo após a chegada do primeiro bebê.

AVISO: As Figuras são meramente ilustrativas e aleatórias. não houve possibilidade de mapear todas as situações de dificuldades que uma pessoa com problemas de atenção e memória pode enfrentar nos cuidados diários de um bebê.

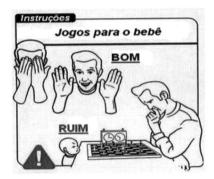
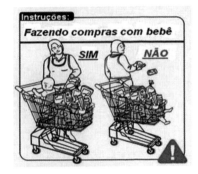
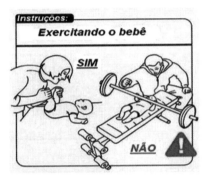
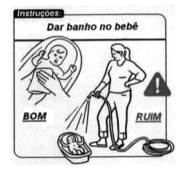
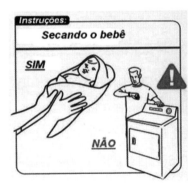
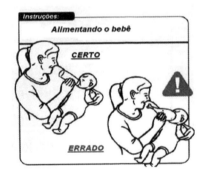

Capítulo 8

EM CASA

A dualidade é algo fantástico: ao dia segue a noite, escuro após claro; o alto após o baixo, o bom depois do ruim. Então, nada é necessariamente bom e nem necessariamente ruim. O que temos é um estágio temporário de percepção. Assim como sentimos o peso das derrotas, logo vamos saborear os louros da vitória. Nessas situações, a paciência e a tolerância desempenham bem os seus papéis.

Devo admitir que, a princípio, a ideia de voltar para o Brasil me assustou. Apesar de ser um defensor convicto de que as decisões intuitivas são as mais adequadas, naquele instante a intuição travou uma enorme batalha com a lógica. Digeri, amadureci, idealizei e planejei uma linha de ação. E seis meses depois estava de volta aqui.

A minha primeira escolha foi uma cidade em um Estado do Sul do País; Florianópolis seria minha vigésima segunda residência. Não fiquei muito tempo por lá e me mudei para Cuiabá, no Centro-Oeste. Calor sufocante, com duas variações: mais quente e menos quente, com alguma mudança quando chovia, o que era raro...

Voltar a morar no Brasil era um alívio muito grande. Os cheiros, os sons, os sabores e as pessoas eram elementos dos quais sentia muita falta enquanto estava no exterior. Matei a saudade de guaraná, café e até de farinha de mandioca. (Não sabia que gostava tanto de farofa!) *Como eu sobrevivera tanto tempo sem o sabor de alimentos como feijão, farinha, jiló, torresmo e outras guloseimas?* Mas aqui estava eu de volta. Agora, em casa!

Para mim, morar no exterior foi uma experiência gratificante. No entanto, ver e estar com o meu povo foi melhor que tudo! Quando olho para qualquer brasileiro, posso dizer – quase sem receio – alguma coisa sobre a vida dele sem ao menos conhecê-lo. Nossas raízes são as mesmas, nossas bases são as mesmas e fatalmente acabamos até pensando da mesma maneira. Isso é amor fraterno.

Já no exterior, temos de passar por um crivo imaginário, que nós mesmos estabelecemos, fazemos uma autocrítica severa e somos até mesmo regulados por autorrepressão. Queremos manter a aparência e o comportamento de um ser que, imaginamos, será aceito como alguém *local*. Em outras palavras, fica difícil ser quem realmente somos. (*É o problema da identidade, sabe?*)

Viver no exterior é o desejo de muitas pessoas. O problema é que sempre achamos que *lá fora* tudo é mais fácil, nos esquecendo de que, mesmo estando lá, ainda somos quem somos, não deixamos de vir de onde viemos nem de ter vivido o que havíamos vivido até aquele ponto da vida.

Tanto no exterior quanto aqui no Brasil, quase todas as organizações e estruturas são planejadas para privar as pessoas do poder individual. As estruturas políticas, sociais e financeiras que nos são impostas hoje em dia foram criadas há centenas de anos, e sua função é influenciar e controlar as pessoas, para que possam ser manipuladas em total submissão aos sistemas. Sistema social, sistema de ensino e até mesmo o sistema métrico. (Números, novamente!...) Independentemente dessa repressão social, contudo, as experiências de vida me serviram como um plano ao mesmo tempo magnífico e devastador, por meio do qual aprendi a expandir meu poder pessoal. Eu alcançara um estágio no qual reunira coragem suficiente, força interior e determinação para lutar contra a manipulação e resgatar a minha vida, conseguindo, assim, obter certo controle sobre ela.

Quando alguém se desvencilha da crença de outras pessoas, fica livre. Todas aquelas observações de infância a respeito das minhas limitações serviam agora como motivação. Mas esse poder não seria possível se tivesse sido obtido a partir de confrontos. "Não poderia ter conseguido nada com um ataque como aquele às *Torres Gêmeas*" foi a mensagem daquela noite em que assisti à tragédia do 11 de setembro. O caminho correto foi cultivar a autodisciplina e dar o primeiro passo para obter de volta o controle da *chave da minha vida*, que havia dado a outra pessoa.

Os responsáveis pelas instituições de poder do mundo criaram sistemas de controle que estão se aproximando do caos. Quando esse quadro acontecer, as coisas mudarão para melhor: as pessoas intuitivas, os disléxicos, os discalcúlicos, os índigos e os TDAHs terão, então, a sua chance. Enquanto isso não acontece, no entanto, vamos *arregaçar as mangas!* Eu fiz isso. Nós estamos acostumados a um passado que é estruturado, sólido e imutável. O infinito que deixei para trás ainda era algo com o qual era difícil lidar, porém, na dimensão em que me encontrei, o passado foi mudando gradativamente... A distância infinita à minha frente era confortável, mais parecida com o pensar no futuro... Neste cenário, se você organizar o seu presente, de modo a vivê-lo bem, o seu o passado está resolvido e o futuro estará garantido. (*Quem disse que não se muda o passado ou o futuro?...*)

O infinito à minha frente pareceu-me não mais que interessante, fazendo-me recordar o céu escuro durante a noite e as muitas dores no pescoço que ganhei quando me colocava diante dele, de cabeça para cima, intrigado com perguntas que nunca calam: *Será que alguém mora naquelas estrelas distantes? Estamos sozinhos no Universo?*

Decidi que não queria ser mais uma daquelas pessoas que estão no mundo sem a menor ideia de onde vieram ou para onde estão indo, pessoas que não sabem o que querem, não têm uma ideia real de como se expressar ou desenvolver sua criatividade e, então, vagam pela vida. Sem planos e sem rumo, como se estivessem a bordo de um barco, tendo deixado os remos no cais do porto.

Enquanto ainda morava no Centro-Oeste fiz alguns contatos e consegui trabalhos de tradução de livros com algumas editoras. Um ano depois, contudo, estava de mudança novamente, agora para uma cidade bem menor. Viver em uma cidade bem pequena, no interior de um Estado, já era um sonho antigo. Atualmente moro em Canela, na Serra Gaúcha. Clima agradável, vegetação abundante e ar limpo. Os *(des)prazeres* da vida moderna ainda não chegaram por aqui e, assim, posso me dar ao luxo de viver de maneira simples. O único problema remanescente é o controle motor fino, que me desafia a conseguir tomar um bom chimarrão com a água fervendo e não derrubar a mistura no colo. Criei uma nova estratégia: só tomo chimarrão em pé.

Vale a pena dizer que a felicidade, aquela grande mestra de cerimônia na dança da vida, nos impulsiona para frente através de todas as dificuldades e mazelas, mas não nos conduz pela mesma rota. Como não existe um só caminho para encontrar a felicidade, por que não procurá-la do modo que mais lhe apetecer? Por que não seguir sua paixão na vida, mesmo que as outras pessoas digam que você não tem chance alguma? (Alguém já lhe disse isso? Não ouça. Não ouça o que dizem! A voz da cautela não conhece realmente a alegria da vida.)

Alegria não é fazer somente aquilo que você tem certeza que pode fazer bem – isso é tão sem graça quanto beijar a irmã da gente... Portanto, tente fazer algo em que você possa falhar. Isso, sim, é viver!

Aproveito para compartilhar uma história interessante:

Numa pequena aldeia, no interior de uma floresta aos pés do Himalaia, havia uma escola de formação de jovens discípulos. No final de cada etapa de aprendizado, era necessário que os jovens recém-ingressos participassem de uma competição para assegurar a sua permanência definitiva na escola. As provas que compunham esta competição eram baseadas na habilidade de cada grupo para apresentar ao mestre uma peça de ornamento de uma determinada estátua. A estátua em questão exibia joias e adornos no seu torso e, submersa dos joelhos para baixo, estava posicionada em um lago infestado de crocodilos.

Os calouros eram divididos em grupos e tinham que apresentar ao mestre os frutos da sua busca. No dia da apresentação oficial, o primeiro grupo orgulhosamente exibiu um colar de ouro e pedras preciosas, explicando que estudaram uma abordagem e desenvolveram uma estratégia, e usaram escadas e galhos de árvores para alcançar os prêmios sem o risco de serem atacados pelos crocodilos.

O segundo grupo foi mais além, explicando que decidiram usar troncos que flutuassem para alcançar um lindo cinto, todo trabalhado em marfim e esmeraldas, que estava logo acima do nível da água.

O terceiro grupo, que era composto de aprendizes, apresentou ao mestre um par de sandálias feitas com ramos, musgos e pequenos galhos. As sandálias estavam nos pés da estátua, afirmaram os aprendizes.

Os outros estudantes riram de tanta simplicidade, orgulhosos de seus tesouros, sem dar valor algum ao grupo de aprendizes. O mestre, entretanto, com toda a sua sabedoria, decidiu que o grupo de aprendizes que apresentou o par de sandálias era o vencedor. Indignados com a decisão do mestre, os outros grupos questionaram tal decisão.

— Ora, estudantes — disse o mestre — deixo as explicações por conta dos aprendizes do grupo que apresentou as sandálias.

O porta-voz do grupo de aprendizes se levantou e explicou:

— Desde o início da competição, nós tínhamos em mente um único objetivo, que era assegurar uma vaga na escola e, consequentemente, garantir a continuidade do nosso aprendizado. Apanhar as pedras preciosas sem riscos seria um esforço mínimo. Nossa intenção era mesmo, mergulhar nas águas perigosas, usando nossas próprias habilidades e recursos, em um empenho maior de obter os louros de uma vitória compensadora. Mergulhamos, corremos os riscos, superamos os obstáculos e aqui está o fruto de nosso esforço.

Assim têm sido os mergulhos na minha vida: nesses últimos anos de residência no Brasil, tenho participado de vários congressos sobre dislexia, discalculia e transtornos de comportamento; tive formação em dislexia na Associação Brasileira de Dislexia. Fiz também um curso de certificação como avaliador da Síndrome de Irlen, no Hospital de Olhos de Belo Horizonte. Faço palestras sobre criatividade, crianças índigo, dificuldades na aprendizagem e sessões como terapeuta holístico. Minha habilidade esotérica me ajuda muito na disseminação do bem para as pessoas que buscam meu aconselhamento.

A busca de cada um é tão pessoal. As necessidades de cada um são tão diversas. Minha experiência com a espiritualidade, que me ajudou muito, continua ajudando as pessoas que me procuram. Deixo claro que só ajudo as pessoas a encontrarem o *fio da meada* e, ainda assim, quando podemos; o trabalho mais difícil, entretanto, é sempre feito por elas mesmas. Minha fé é inabalável. Ela me ajudou nos tempos difíceis a encontrar aquele *caminho para a luz no final do túnel.*

Descobri que o maior inimigo da liberdade individual é o próprio indivíduo. Em quase todos os casos, não há nada que o impeça, nada o está segurando, a não ser seus próprios pensamentos sobre você mesmo e sobre como você vê a vida. Sua liberdade pessoal para experimentar ser como você realmente é não é limitada.

Faça escolhas e pare de dizer para si mesmo que não consegue, quando o que realmente quer dizer é que você não quer que as outras pessoas sintam aquilo que você *acha* que vão sentir, quando virem que você está fazendo escolhas sobre o que você realmente quer fazer. Nesse sentido, não se preocupe com os outros!

Você já deve ter ouvido a história de um prisioneiro que finalmente cumpriu um longo tempo de prisão. Quando foi libertado, se sentiu perdido, não conseguindo administrar sua vida no mundo livre. Então, cometeu um pequeno delito para poder voltar para aquela prisão, onde se sentia seguro e onde sua vida era organizada para ele. Às vezes, a nossa mente se comporta como o prisioneiro: ela gosta de restrições e limitações, porque está acostumada com isso. A limitação permite que não tenhamos de encarar nossa individualidade; permite que não façamos nada, enquanto os outros fazem por nós...

Minha vida tem sido de muita dedicação ao próximo. E sempre tenho em mente a seguinte inspiração, que é útil nos momentos de meditação:

Um bom homem desenha um círculo ao seu redor e cuida daqueles que estão dentro dele: sua esposa e seus filhos. Outros homens, entretanto, desenham um círculo um pouco maior e cuidam dos seus irmãos e irmãs. E há homens que têm um destino um pouco maior: necessitam desenhar ao seu redor um círculo que inclua muito mais pessoas.

Acredito que o círculo maior tem sido meu principal motivador. Se uma criança ou um adulto disléxico, discalcúlico, índigo, TDAH, ou até mesmo sem nenhum transtorno, vier a se beneficiar de uma pequena palavra, um pensamento ou ação pessoal exposta neste livro, minha realização está consumada!

Oriento minha vida por três princípios simples: nunca julgar, nunca criticar e nunca condenar, pois o maior objetivo da vida é você ser você mesmo, no melhor de sua capacidade, e viver cada momento o mais intensamente possível. Você é sempre livre e sempre terá liberdade de escolha. Atraímos as experiências para as nossas vidas através das interações de nossas crenças mais fortes com as emoções e as ações. Essas experiências podem ser o caminho para a felicidade. E, a felicidade é a tradução física da pura ressonância vibratória que representa nosso verdadeiro ser. Em outras palavras, a felicidade é a experiência de obter amor. No meu caso, a discalculia nunca afetou minha capacidade de expressar o mais puro dos sentimentos. E tenho certeza de que não afetou você também. Ame o que faz, ame o que você é, mesmo que seja um disléxico, um discalcúlico, que tenha TDAH ou que seja portador de qualquer outra síndrome. Quando você se ama, todos ao seu redor farão o mesmo. Esse é o multiplicador que procuramos.

Para os professores, pais, familiares e amigos de disléxicos, discalcúlicos etc., esta é uma revelação de que, assim como não afetaram a nossa capacidade de doar, os distúrbios e transtornos também não afetaram em nada nossa capacidade de receber amor. Amor é o princípio de toda a jornada para um portador de distúrbios e transtornos; é a luz que, aos poucos, vai iluminando, enquanto nossas percepções amadurecem; é a base sólida para construirmos as estruturas intrínsecas e extrínsecas que vamos usar para edificar os patamares de nossas vidas. Com amor fica mais fácil; com tolerância e paciência, melhor ainda!

Além de uma boa dose de amor, tolerância e paciência é necessária também a intervenção de outros meios para minimizar os impactos de frustrantes problemas. Muitas crianças, se não a maioria delas, portadoras de discalculia, por exemplo, são visuais em termos de aprendizado. Isso significa que somente são capazes de processar corretamente as informações apresentadas por algum meio visual. Simplesmente escrever números e sinais no quadro-negro não é suficiente. Essas crianças precisam de uma *ponte* visual, que servirá para conectar esses símbolos aos itens que representam. Este bloqueio somente poderá ser transposto quando os professores ou pais usarem artifícios virtuais e reais nas instruções diárias, permitindo que o estudante *veja* como os problemas funcionam em vez de simplesmente aceitarem as fórmulas matemáticas abstratas.

Essas pessoas também podem ser beneficiadas se puderem *visualizar* a matemática usada na vida diária, o que pode acontecer quando acompanham os pais nas compras de supermercado, veem os valores dos produtos, a quantidade de mercadoria no carrinho, o valor final de pagamento etc. Em casa, comentar com as crianças que têm discalculia sobre o valor das contas de água, luz e telefone, sobre o período de tempo que estas contas cobrem (o que é um espaço de uma semana, trinta dias, caso em que até a multiplicação é possível) ajuda muito, pois, para um discalcúlico, a questão do tempo e espaço são conceitos longínquos. Outro fator importante: cores. Cores são de vital importância para as crianças que se orientam no aprendizado de forma visual. Quando aprendem os passos sequenciais para resolver problemas matemáticos, a criança *visual* poderá ser muito ajudada se cada passo do processo for feito em cores diferentes. O fato de construírem imagens de cores diferentes em suas mentes pode ajudar na memorização de muitas técnicas da matemática. Alguns portadores são capazes até de memorizar a tabuada se conseguirem associar com cores diferentes para *montar* uma história.

Uma das reclamações mais comuns dos pais de crianças com discalculia (ou necessidades educacionais especiais, se ainda não foram diagnosticadas) é a incapacidade de reter suas habilidades matemáticas de um ano para o outro. Não é incomum para elas terem de aprender novamente, depois das férias escolares, os princípios de adição, subtração, multiplicação e divisão, praticamente do início. Infelizmente apenas uma pequena porcentagem de estudantes consegue assegurar a retenção em longo prazo. Outros estudantes podem necessitar de estratégias adicionais, baseadas em seus estilos de aprendizagem, para ajudá-los a manter as questões matemáticas por mais tempo: algumas crianças, que se orientam auditivamente em termos de aprendizado, podem usar alguns sons ou rimas musicais associados às técnicas matemáticas; alunos sinestésicos podem aprender matemática usando uma combinação de cores e sons, já que conseguem ver os números em cores e sons.

Quase todos os aspectos tradicionais do ensino da matemática envolvem a apresentação de uma série de instruções passo a passo, para que os estudantes sigam tais instruções sequencialmente na busca do resultado. Para as crianças com orientação sequencial em termos cerebrais, esta é uma maneira razoável de aprendizado. Mas, muitas crianças com problemas de aprendizado não são sequenciais, e lutam desesperadamente para acompanhar o raciocínio do professor.

Conheci um estudante que sabia a resposta de um determinado problema sem fazer os cálculos. Agora entendo que isso é possível. São aquelas pessoas que aprendem *de trás para frente*. Estas pessoas, na realidade, têm uma forte percepção do raciocínio matemático e podem, algumas vezes, chegar ao resultado intuitivamente, mas são totalmente incapazes de demonstrar como chegaram a tal conclusão. Algumas vezes, essas pessoas que aprendem assim conseguem entender conceitos avançados de álgebra e geometria antes de dominar as técnicas mais básicas da matemática. Elas se saem muito bem quando entendem a motivação por trás daquilo que estão aprendendo, em vez de simplesmente seguir os passos necessários das instruções. Muito dessa frustração pode ser superada se não lhes exigirem que mostrem seu trabalho. As crianças com esse estilo de aprendizado deveriam ter permissão para fazer experiências e descobrir *prazer* nas teorias e abstrações da matemática, em vez de serem forçadas a chegar a um resultado por meio de cálculos infindáveis.

Quando alguns obstáculos são transpostos, os discalcúlicos podem até desfrutar de algum sucesso na matemática. Os pais e os professores que estiverem dispostos a dedicar um pouco mais de tempo aos seus filhos e alunos, usando estratégias criativas para dominar esse *monstro* matemático, descobrem que uma gama de problemas paralelos são minimizados ou até mesmo resolvidos. Vale a pena!

A Associação Brasileira de Dislexia tem um slogan interessante: "VOCÊ É DISLÉXICO? ENTÃO VOCÊ PODE SER UM GÊNIO!"... Não sei muito sobre genialidade. Não entendia essa questão do *você pode ser um gênio*, até que percebi que ser gênio é ser capaz de fazer algo mais com os limões que a vida nos entrega.

Não me considero um Einstein e nem um Thomas Edson, mas certamente não sou um João-Ninguém. SOU DISLÉXICO... E DAÍ?!...

Capítulo 9

UM ENCONTRO...

> *A compreensão, a assimilação e a aceitação da inteligência e das críticas das outras pessoas nos auxiliam no entendimento de nós mesmos...*

Estava me preparando para um encontro com uma pessoa que havia me ligado no dia anterior. Ela era a pessoa que a editora havia contratado para fazer a revisão do livro.

— Alô, Hélio? — A voz perguntou pelo telefone.
— Sim... — Eu respondi.
— Meu nome é Lucrécia, estou participando de um congresso aqui em Gramado, e como tenho um tempo livre entre palestras, resolvi te ligar para uma conversa. Você poderia falar comigo?
— Claro, podemos sim. — e marquei um lugar para o encontro, num café próximo do local onde estava sendo realizado o congresso.

Cheguei antes da hora marcada e me sentei numa mesa do lado de fora do café.

Algum tempo depois, ouvi uma voz.
— Hélio?
— Sim, respondi, me virando para atendê-la.
— Eu sou a Lucrécia. Posso me sentar?

— Claro, desculpe minhas maneiras, quero dizer, a falta delas...

Ela sorriu, balançou a cabeça e fez um comentário sobre a cidade.

— Gramado é uma cidade bonita, não? É minha primeira vez na Serra Gaúcha — ela esclareceu, e foi logo dizendo.

— Como já havia dito por telefone, terminei de revisar o livro que você está escrevendo, e confesso que gostei do tema abordado, que ainda encontra tabus em muita gente; acho que ajudaria a esclarecer alguns pontos e diretrizes para pais e professores. Linguagem simples, narrativa contada como história pessoal, introdução, apresentação, capítulos curtos, e as piadinhas... perfeitos para levar à frente o que o leitor pode esperar a cada página lida.

— Muito obrigado. — eu interrompi.

— No seu livro — ela continuou — nada é muito profundo, mas acredito que pode abrir uma brecha para o leitor se aprofundar no assunto ou até mesmo identificar um parente ou conhecido nos relatos. Faltaram, porém, em minha opinião, maiores esclarecimentos de algumas passagens da sua vida que me pareciam importantes no começo e meio de sua história.

Eu ouvia atentamente, e pensava quais esclarecimentos seriam esses. Para uma mente com dislexia, discalculia e outros "dis", falar sobre determinados assuntos pode ser embaraçoso. Mas, mesmo assim estava disposto a ouvir suas impressões.

UM ENCONTRO...

— Sabe, algo não ficou claro para mim: Você concluiu o ensino superior?

Ensaiei um ar de determinação, desviei o olhar para o vazio e expliquei.

— Eu comecei muitos cursos superiores, em alguns passei até da metade, e tão rápido quanto iniciei, desisti deles! Entretanto, fiz cursos de formação rápida. Fiz um curso de marketing pela Qantas, uma empresa na qual trabalhei na Austrália, fiz ainda vários cursos de relações humanas pelo serviço público australiano. Fiz um curso de Tanatologia, curso de Psicologia de Aconselhamento e fiz um curso de formação em dislexia, já aqui no Brasil. Fiz também um curso on-line de Psicologia pela Alison University (Irlanda), fiz outro curso on-line de Psicologia Sagrada e continuo, até hoje, participando de congressos e eventos sobre educação, dificuldades de aprendizagem, Psicologia Gestáltica, TDAH e alguns outros tópicos na minha área de atuação. Faço palestras sobre dificuldades de aprendizagem, dislexia e discalculia, assim como Síndrome de Irlen, que foi também o resultado de outra formação que obtive. Um curso mais longo de formação como professor de inglês me deu subsídios para lecionar aqui no Brasil. Além da capacitação como professor de inglês, faço também traduções de livros, com mais de doze obras já publicadas nas áreas de Filosofia, TDAH e autoajuda. Como pode observar, todos eles bem longe das "exatas".

— Você diz no seu livro que se casou, mas como foi isso? Sua esposa é da Austrália? — ela continuou perguntando.

Casei-me duas vezes. — respondi, enquanto me recordava dos anos de relacionamentos difíceis. — Uma vez no Brasil e uma na Austrália, também com uma brasileira, tenho um filho do primeiro casamento, e dois do segundo. Antes que você pergunte, não. Eles não são disléxicos!

O "mal" deve ter "pulado" uma geração. - eu conclui.

— E, como está dando certo seu relacionamento, agora? — ela perguntou.

— Bem, eu vivo com uma pessoa que entende minhas limitações em termos existenciais. Ela também é disléxica. Com ela entendi que as mulheres querem sempre ter soberania sobre seus desejos. E, com isso exercitamos a liberdade de pensar e sentir. Nos relacionamentos anteriores, nenhuma delas, e nem eu mesmo, sabíamos que o problema não era falta de vontade para que as coisas dessem certo. Eram situações além da minha capacidade de compreensão, por isso a autoestima comprometida.

— Por que você escreveu este livro? — ela perguntou.

Pensei por alguns segundos, e respondi.

— Ao longo da minha vida, fui acumulando pérolas de sofrimentos, de alegrias e de dificuldades, e apresentá-las a alguém, assim, seria desconexo. Portanto, o livro serviu como o cordão que agrupou estas pérolas, de uma maneira simples, para poder apresentar aos pais, professores e àqueles que se identificam com as mesmas origens, como uma recordação, na ânsia de que sejam multiplicadores da fé e da esperança que me sustentaram durante todo este tempo.

— Isso é um alento. — ela comentou.
— Sim, e eu quero mais. Quero que o leitor entenda que apesar de sermos todos UM, criados à imagem e semelhança do Criador, temos nossas diferenças. E, isso é o que nos faz seres humanos maravilhosos. As diferenças nos enriquecem. Além do mais, acho que não existe nada naquilo que ficou para trás que poderia me servir melhor do que minhas melhores intenções para o amanhã.
— Bem, Hélio, foi um grande prazer conhecê-lo, foi bom visitar a Serra Gaúcha, um lugar lindo! Muito obrigada pelos esclarecimentos.
— Gostei de falar com você — eu disse — venha nos visitar sempre que puder. Eu quero agradecer a você pelo trabalho de revisão e pelos comentários.
— Não tem de quê! — ela sorriu, enquanto se levantava e estendia a mão. Apertei sua mão, agradecido.

E percebi, também, que seria interessante acrescentar a este livro algumas sugestões práticas. Portanto, aqui vai uma palavra final para famílias, escolas e terapeutas.

Este livro oferece *insights*, informações e análises. Uma quantidade de tópicos-chave que conectam com a dislexia, transtorno de déficit de atenção e hiperatividade (TDAH), síndrome de Irlen e discalculia foram incorporados neste livro. O tópico que se relaciona com os processos de aprendizagem é bastante evidente. Nós, educadores, pais e profissionais da área temos a responsabilidade de facilitar o desenvolvimento de habilidades para equipar as crianças com dificuldades para o aprendizado. O processo e a maneira como as crianças são afetadas pelas dificuldades experimentadas precisam ser examinados de modo positivo e construtivo. As barreiras que impedem o aprendizado podem, de fato, estar além da capacidade das crianças, portanto é importante examinar o ambiente de aprendizado e os artifícios de aprendizado e como estes artifícios são desenhados e apresentados, assim como suas expectativas e resultados.

Sinais Comuns de Dificuldades de Aprendizagem

Se os pais, professores e outros profissionais descobrem precocemente uma dificuldade de aprendizagem numa criança e oferecem o tipo adequado de ajuda, podem propiciar a essa criança a chance de desenvolver habilidades que podem levá-la a uma vida produtiva e bem-sucedida.

Uma pesquisa recente do *National Institute of Health* mostrou que 67% dos estudantes em situação de risco, exibindo sinais de dificuldades de leitura, conseguiram obter uma capacitação considerada normal ou acima da média quando receberam auxílio no estágio inicial da manifestação de suas dificuldades.

Os pais são, muitas vezes, os primeiros a notar que "algo não está certo". Se você, como professor, estiver ciente dos sinais comuns das dificuldades de aprendizagem, será capaz de reconhecer precocemente os possíveis problemas quando ouvir as preocupações dos pais quanto ao desempenho de seus filhos na escola.

Veja a seguir uma relação das características que podem apontar para uma dificuldade de aprendizagem. A maioria dos professores verá, de tempos em tempos, um ou mais destes sinais de aviso em seus alunos. Isso é normal. Contudo, se perceber muitos destes sinais característicos durante um longo período de tempo, considere a possibilidade de uma dificuldade de aprendizagem.

Na educação infantil, educação pré-escolar ou educação pré-primária

- Falar mais tarde que a maioria das crianças.
- Pronunciar com dificuldade.
- Dificuldade nas rimas, dificuldade em aprender números, o alfabeto, os dias da semana, as cores e as formas.
- Dificuldade na interação com os colegas de sala.
- Dificuldade em seguir ordens/rotinas.
- Motricidade fina com baixo desenvolvimento.

No ensino fundamental

- Lentidão em aprender a relação entre as letras e seu som.
- Confusão nas palavras básicas.
- Engano constante na leitura e no soletrar, incluindo letras reversíveis (b/d, m/w).
- Confusões aritméticas.
- Lentidão em perceber fatos.
- Lentidão em aprender novas capacidades, memorizar, impulsividade.

- Dificuldade em planejar.
- Traços de instabilidade comportamental.
- Dificuldade em aprender sobre o tempo (ver as horas no relógio, por exemplo).
- Coordenação fraca (propensão a acidentes).
- Lentidão em aprender prefixos, sufixos, palavras primárias, entre outras estratégias para soletrar palavras.
- Reversão na sequência das letras.
- Evita falar em público e ler em voz alta.
- Problemas com palavras difíceis.
- Dificuldade na escrita, fraco controle do lápis.
- Dificuldade em fazer amigos e no relacionamento com colegas.
- Dificuldade em perceber a linguagem corporal e facial (expressões).

No ensino médio

- Contínua dificuldade em soletrar corretamente. Frequentemente soletra a mesma palavra de forma diferente numa mesma sentença.
- Evita ler em voz alta.
- Evita trabalhos em que tem de escrever muito.
- Dificuldade para fazer resumos de textos.
- Problemas com questões que exigem respostas longas (que não sejam de múltipla escolha).
- Habilidade fraca de memória.
- Dificuldade de se ajustar a novos ambientes.

- Trabalho de escola bastante lento.
- Fraco entendimento de conceitos abstratos.
- Presta pouca atenção a detalhes ou se concentra muito neles.
- Lê erroneamente as informações.

Como lidar?

Conheça os pontos fortes dos seus alunos, de cada um deles.
As crianças com dificuldades de aprendizagem são, muitas vezes, altamente inteligentes, possuem características de liderança ou têm desempenho superior em música, artes, esportes ou outras áreas de criatividade. Em vez de centrar somente nas deficiências do aluno, enfatize e recompense seus pontos fortes. Encoraje-o nas suas áreas de interesse, dentro e fora do cenário da sala de aula.

Faça uma lista do desempenho dos alunos que exibem dificuldades de aprendizagem.
E, nos encontros com os pais, converse sobre o desempenho do aluno com dificuldades. Questione sobre o comportamento em casa e adicione à sua lista. Observe em sala de aula a habilidade da criança para estudar. Anote também a atitude do aluno quando está estudando em casa, fazendo os deveres. Observe se entrega os trabalhos no prazo certo e se consegue terminar os deveres de casa.

Insista que a criança seja avaliada por um profissional.
Fale com os dirigentes da escola e com os pais para providenciar uma avaliação educacional minuciosa, incluindo testes específicos. Alguns testes para detectar dificuldades de aprendizagem são conhecidos como testes de avaliação, pois avaliam e aferem os pontos fortes e as fraquezas. Uma avaliação minuciosa, entretanto, inclui uma variedade de procedimentos. Além do teste de avaliação, assim como entrevistas, observação direta, revisão do histórico educacional e médico da criança, são necessárias conferências com profissionais que trabalham com o aluno. Os pais ou os dirigentes da escola podem requisitar esta avaliação, mas é somente realizada com autorização plena, por escrito, dos responsáveis pela criança.

Considerando que você, como professor, é um dos melhores observadores do desenvolvimento escolar da criança, é importante que você seja um participante ativo nesse processo de avaliação. Se não entender os resultados, faça perguntas.

Trabalhe como parte de uma equipe para ajudar seu aluno.
Se o resultado final da avaliação e de todo o processo profissional mostrar que o aluno tem uma dificuldade de aprendizagem específica, diagnosticada, a criança precisará aprender sobre dificuldades de aprendizagem. O professor, os pais e os outros alunos participam desta equipe para assegurar a criança de que ela não é "retardada" ou "preguiçosa". Numa conversa informal, em sala de aula, comente que crianças com dificuldades de

aprendizagem são, muitas vezes, pessoas inteligentes que têm problemas por que suas mentes processam as palavras e as informações de maneira diferente. Não é fácil falar com seu aluno sobre uma incapacidade que você não entende totalmente, portanto, informe-se a respeito da dificuldade específica do aluno. Pesquise na internet, leia livros a respeito do problema. Servirá para ampliar seus horizontes de conhecimento e ajudará muito quando conversar com os pais da criança. É importante que você, como professor, e os pais da criança sejam honestos e otimistas, explicando ao aluno que ele está lutando com o aprendizado agora, mas que será capaz de aprender com o decorrer do tempo. Foque nos pontos fortes e nos talentos do aluno. Diga ao aluno que você está confiante de que com esforço e auxílio corretos serão capazes de superar o desafio e alcançar sucesso!

Adote algumas medidas de mudanças na sala de aula para auxiliar a criança.
Os professores podem mudar algumas rotinas da sala de aula para auxiliar as crianças com dificuldades de aprendizagem. Fale com os pais da criança sobre essas possibilidades: leitura em voz alta, permitir mais tempo para os testes, gravar as lições e até usar tecnologia, se for o caso. Sempre anote suas decisões no histórico da criança.

Monitore o progresso da criança.
Em parceria com os pais, monitore de perto o progresso da criança para assegurar que suas necessidades estão sendo atendidas. Mantenha sempre atualizado seu histórico escolar, adicionando novas cópias dos trabalhos de

escola e dos resultados de testes. Se a criança não estiver fazendo progresso, discuta suas observações com os pais e trabalhem juntos para efetivar mudanças.

Incentive os pais a manterem também, numa espécie de arquivo, todos os materiais relacionados com a vida escolar da criança. Cópias de trabalhos, datas, cópias de provas e testes, cópias de exames médicos e amostras de trabalhos de escola que mostrem, claramente, as dificuldades de aprendizagem da criança. Colecione também, juntamente com os pais, trabalhos que mostrem os pontos fortes da criança. Pinturas bem feitas, esculturas, desenhos, etc., todos podem ser exemplos de obras que demonstrem os pontos fortes e as tendências da criança.

Caros educadores,

Estas informações ajudarão muito no monitoramento do progresso da criança.

Como educador, seu desafio foi vencido! A criança aprendeu, venceu e a glória final é a recompensa do nosso trabalho.

Hélio Magri Filho

REFERÊNCIAS

ABD – Associação Brasileira de Dislexia. *Avaliação multidisciplinar para constatação e identificação da dislexia*. Disponível no site: <www.dislexia.org.br> Acesso em: 22 de setembro 2010.

DROUET, Ruth Caribé da Rocha. *Distúrbios de aprendizagem*. 4. ed. São Paulo: Ática, 2000.

FUNDAÇÃO HOLHOS – Hospital de Olhos de Minas Gerais. *Dislexia de Leitura. Tratamento pelo Método Irlen*. Disponível no site <www.dislexiadeleitura.com.br> Acesso em: 5 de outubro 2010.

GONZAGA, Luiz. *Letras de Música*. Disponível no site: <www.letras.terra.com.br/luiz-gonzaga/>. Acesso em: 8 outubro 2010.

HELICOBACTER PYLORI. *H.pylori (Hp) na mucosa gástrica de um paciente com gastrite crônica*. Disponível no site: <www.rgnutri.com.br/sap/saude-publica/hp.php>. Acesso em: 10 de outubro 2010.

IRLEN BRASIL – *Autoteste de dislexia de leitura*. Disponível no site: <www.irlenbrasil.com.br>. Acesso 21 de outubro 2010.

IRLEN, Helen. *Reading by colors*. Nova York: Penguin Books, 2005.

LIMA, Branca Alves de. *Cartilha Caminho Suave*. Bauru: Edipro, 1948.

NETTO, Scipione di Pierro. *Matemática na escola renovada.* São Paulo: Nobel, 1965.

QANTAS – *Empresa aérea australiana.* Qantas é o acrônimo de Queensland and Northern Territory Aerial Services Ltd. Disponível no site: <www.qantas.com.au>. Acesso em: 13 de agosto 2010.

RUSSELL, Bertrand (1872 – 1970). *Frases de Bertrand Russell.* Disponível em: <www.frasesfamosas.com.br/de/bertrand-russell.html>. Acesso em: 12 de outubro 2010.

SANGIORGI, Oswaldo. *Matemática – curso moderno.* São Paulo: Companhia Editora Nacional, 1966.

SHAKESPEARE, William. *Hamlet I 3v. 78-80 – Textos de Amor.* Disponível em: <www.pensador.info/frase/NjA4N-TQ3/>. Acesso em: 23 de setembro 2010.

VELOSO, Caetano. *Caetano Veloso Letras.* Disponível em: <www.caetanoveloso.com.br/sec_busca_obra.php>. Acesso em: 21 de outubro 2010.